U0377107

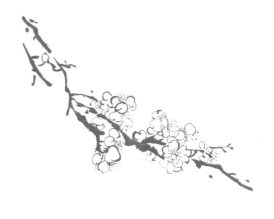

我的乙肝情结

闻玉梅 著

复旦大学出版社

前　言

　　我是一个步行者，一路走来已走过了 88 个春秋。回顾走过的路程，我是幸运的，也是幸福的。幸运是我的一生的大部分，虽然有些苦难与波折，但是在新中国建立后，特别是在改革开放路线的指引下，我有幸能从事我一生向往的教育与科学研究事业。在工作中能逐步学习并实现我的理想，此生无憾。幸福的是，我遇到了中国的微生物免疫学领域最有名三位恩师——余㵑、林飞卿、谢少文。他们的教诲指导使我一生不入歧途。我还遇到了非常有灵气、不畏艰辛、勤奋努力的一批学生及同事，他们是支持我几十年持之以恒坚守岗位的亲密同伴。我身边有一大批优秀的临床医生愿意与基础研究协同合作，帮助我不屈不挠地开展结合临床性的基础研究。还有我的丈夫——儿科专家宁寿葆，多方面支持我在事业上成长，没有他，我走不到今天。

乙型肝炎（简称乙肝）的病毒学与免疫学是我一辈子学习与耕耘的领域，其中涉及我国乙肝研究历史的点点滴滴。在本书的叙述中，也真实地记录了各位学者及领导者的贡献。

我们团队的研究虽然谈不上有什么成绩，但是我们聚焦于研究中国的毒株、中国感染者与患者的免疫应答，并试图为患者的免疫治疗探索新的路子。在单用免疫治疗尚难以治愈慢性乙肝患者的情况下，我们正在探讨加用单克隆抗体的"三明治"治疗策略。希望在研究持续性感染的历程中认识感染性疾病新的发展趋势，开拓新的治疗策略与技术。

人与病毒的共生与相克是一场不断循环的战争与和平。面对新型冠状病毒不断变异、出现慢性化趋势及多器官损伤等特点，在回顾过去的同时，更要面对现在及将来。希望后来者能从本书中获得正能量，在与病毒的斗争中，从胜利走向胜利！

2022.8.17

致

谢

　　感谢中国生物制品总公司赵铠院士、复旦大学生物医学研究院汪萱怡研究员、复旦大学上海医学院分子病毒实验室袁正宏教授、美国 Brown 大学童舒平教授提供的材料，以及对本书内容的核实。

目

录

第一章

缘系乙型肝炎

乙型病毒性肝炎简称乙肝。在 20 世纪 70 年代末已确认的病毒性肝炎只有两大类：一是主要经粪-口传播的甲型病毒性肝炎（甲肝），主要表现为急性感染；另一类主要是经输血或血源传播的乙型病毒性肝炎（乙肝），可以为急性，也可以为慢性（持续性感染）。这一分类主要是依靠临床及流行病学特点分类，病毒学的研究相对比较滞后，因为这两种病毒的培养比较困难。甲肝病毒直到 1973 年通过免疫电子显微镜才观察到；而乙肝病毒是在 1963 年被人类学家 Baruch S. Blumberg 在澳大利亚土著人中偶然发现的，开始只认为是一种新的血清蛋白多态性，后来在与多种疾病关联的分析中，终于发现其与乙肝相关，一度曾被称为澳大利亚抗原（au），现名为乙型肝炎表面抗原（HBsAg）。从 HBsAg 开始，对病毒本身的研究逐步开启了。乙肝病毒是通过电子显微镜观察发现的，有 3 种不同形状的颗粒，分别为小球形颗粒、长条形颗粒和大形有双层结构的大颗粒。后者是既有病毒表面抗原，也有核心抗原及病毒核酸的完整病毒颗粒，而前两种仅由病毒的表面抗原组成。迄今，通过现代分子生物学研究与分析确定，甲肝病毒是 RNA 病毒，为微小 RNA 病毒科第 72 型；乙肝病毒是 DNA 病毒，因为病毒复制过程有个 RNA－DNA 的反转录过程，所以也被称为 DNA－RNA 病毒，属嗜肝 DNA 病毒科。特别有意义的是，乙肝病毒在感染者的血清中，除了有感染性的完整病毒颗粒外，还有大量的无感染性的 HBsAg 颗粒（所谓的亚病毒颗粒）。这是在其他任何病毒中从未发现的。非常独特的是，HBsAg 既是乙肝预防疫苗的组成成分，又是治疗患者的"拦路虎"。

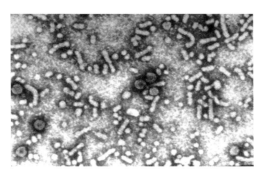

乙肝病毒电子显微镜照片

我进入乙肝领域是在"文革"十年的后期。一天，领导我们的工宣队师傅通知我，根据需要，同意我可以开始研究肝炎了，我喜出望外。大概是我去过贵州培养过赤脚医生，又担任过工农兵试点班的老师，所以我可以涉足近十年科学研究的禁区了！我立即抓住机会与"文革"期间从未关闭的医院临床医生们联系，希望能合作开展肝炎的科研工作。当时，虽然我的学术背景是免疫学，"动乱"前师从余㵆、谢少文、林飞卿三位免疫学大家，并没有病毒学的基础，但是我想"学习无止境，没有基础可以学嘛"。加上动乱，科教人员十年都没有机会接触业务，现在有机会做乙肝科研，机会难得！记得为学习病毒技术，我曾申请去上海防疫站病毒室学习。他们那里对传统病毒学实验技术有较好的基础，还曾分离出"红眼睛病毒"（微小 RNA 病毒科 70 型）。当时因为我已在免疫学领域有"小名气"，他们认为我不是认真的，就拒绝了我。但是容许我站在他们实验室窗外，学习组织培养等技术，至于病毒学其他技术，基本是与免疫学相同的。后来我才知道，乙肝病毒不能感染大部分体外培养的细胞系，分子生物学才是从事乙肝研究的基础。但是，这些"窗外"的学习也让我"自学"了些病毒学的基本技术，为我以后从事其他病毒研究打下了基础。

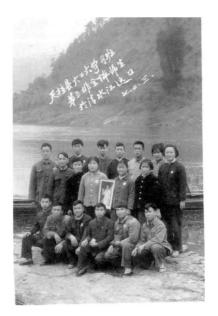

在贵州培养赤脚医生

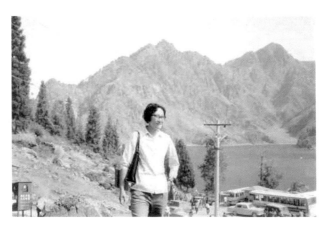

在贵州剑河县

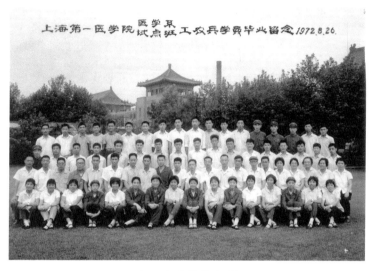

与工农兵学员合影

20 世纪 70—80 年代初，我国 HBsAg 携带者高达 10% 左右，至于感染率（即有乙肝病毒的抗原或抗体）更是高达 60% 左右。我国因此曾被称为"乙肝大国"。当年，我曾对讲课班上的学生做了检测，结果 HBsAg 携带率也有 7%。这对我是个极大的刺激。这些优秀的医学生是我们的接班人，作为 HBsAg 的携带者，他们是否能胜任今后的任务？作为 HBsAg 的携带者，对他们从事的医学学科是否应有限制？随着对乙肝病毒的进一步认识，我更了解，经母婴传播感染的乙肝病毒感染者，会发展为慢性感染，很难治疗。其中一部分可能会发展为慢性肝炎、肝硬化，甚至肝癌。这些事实在生活及工作中不断打击着我，使我困扰、忧虑。

我在上海医学院（简称上医）病理学教研室有个极好的同事，由于乙肝病毒的感染，他由慢性肝炎发展为肝硬化，最后不治身亡。更为遗憾的是，他的弟弟，一名优秀的公务员，也患上了同样的疾病。虽然医生们尽了最大的努力，但弟弟发展为肝癌，最后也没有办法挽救他。还有一位上医超速离心室的讲师，曾一直是我乙肝研究的合作者，一个暑假过去，没来上班，后来才知道，他竟然得了重症乙肝去世了。令我感慨但又欣慰的是，一次在我给学生讲完公开课后，一位男青年奔向我的讲台，含着泪水告诉我，他以优异的成绩考上了公务员的岗位，但是因为 HBsAg 阳性，未被录取。他问我，如果他通过考试，我们是否会录取他为研究生？我回答说："当然，欢迎你参加攻克乙肝的队伍"。后来他如愿以偿，来到了我们实验室。完成学业后，他出国深造，继续从事微生物学研究，还不忘回国后，特地向实验室送来了鲜花。还有一位研究生也是 HBsAg 阳性者，但他在学期间不幸从无症状感染发展为乙肝患者，住进了肝炎病房。我们保留了他的学籍，经常去探望他，鼓励他积极接受治疗，保持乐观的态度。等他好转出院后，我不再让他做比较辛苦的实验，而是安排他与生物信息学单位合作，用数字化的信息分析中国乙肝毒株的 S、C、

X 等基因的特点，发表了学术论文，身体也恢复了健康。在他获得学位后约 15 年，有次在餐馆中他认出了我，就与他父母一起共进午餐，并祝他事业有成。对于 HBsAg 阳性的学子能维持健康并事业有成，是我最大的欣慰。

多少年来，我们实验室从不歧视乙肝感染者，并将这一理念拓宽至家庭和社会。我们亲属、同事中的乙肝感染者都受到了公平、正确的对待。几十年来，我经历过多次由于女方是乙肝病毒携带者而被拆散婚姻；由于是乙肝病毒携带者而被拒绝入职、入学等令人心酸的诉说。我经常被咨询如何正确对待 HBsAg 携带者。我收到过大量慢性乙肝患者的来信，积累起来已有好几箱，他们呼吁希望能尽快地为他们清除 HBsAg，治愈乙肝。虽然至今预防和治疗乙肝已有极大的进展，但是治愈乙肝患者仍是个全球尚未解决的难题。多年来，治愈乙肝病毒携带者已是我回避不了的心头之痛。这些无处不在的感受，很自然地构成了我与乙肝独特的情缘。广大的乙肝患者至今仍是我难以放下关怀的兄弟姐妹们。献身攻克乙肝的事业，我无怨无悔。我相信愚公移山的精神，如果我不能完成治愈乙肝患者的事业，但是会有更多的同志前仆后继，我相信自有后来人。

同济大学
TONGJI UNIVERSITY
SHANGHAI
PEOPLE'S REPUBLIC OF CHINA

尊敬的闻玉梅：

您好！

我们是同济大学肝炎病房的住院病人。今天我们从报上知悉您多年从事攻克乙肝病毒研究的事迹，作为乙肝患者，我们深知这项工作的艰巨性及其重大意义，由此也更加为您这种为科学、为人类献身的精神所深之折服。

在此，我们谨代表千千万之的肝病患者向您以及与您共同奋斗的工作者表示崇高的敬意与万分的感谢。并祝您们在此领域取得更大的成绩。

敬

礼！

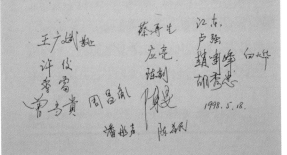

1998. 5. 18.

乙肝患者来信

第二章

从皮肤试验开始

1973—1974 年，临床上已出现了慢性乙肝难治的棘手问题。当时，在上海市静安区中心医院消化科任职的姚光弼主任对此敏锐地予以了关注。他是上医优秀的校友，比我高两届，曾任静安区中心医院院长。他的学术研究特点是临床紧密联系基础研究。在校学习期间就曾在我国顶尖的《中华医学杂志》发表过综述，

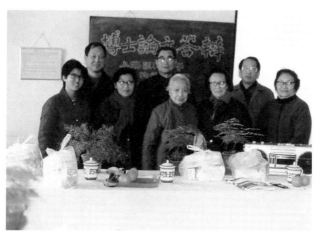

姚光弼（右二）参加博士生瞿涤答辩会

被认为是难得的医学临床教学与科研人才，当时已被认为是内科、消化科的领军人物。他毕生从事高水平的临床一线工作，直至晚年查房仍严谨不怠，每周都带着年轻医师学习消化领域的最新医学知识。可惜，在2010年他因心脏病复发逝世。

对于尚在动乱期间的姚光弼而言，寻找慢性乙肝的机制，必须与基础医学领域的科研人员合作。1972年前后，他知道我已顶住压力，开始在实验室使用国外早已应用的细胞免疫技术，包括体外淋巴细胞转化实验、白细胞黏附实验等，可以在体外检测人的细胞免疫水平。他和我联系探讨是否可以联合对慢性乙肝患者的细胞免疫做些研究。当然，我很愿意和他合作。基于当时的有限条件，他有患者可以采集血细胞做些体外细胞研究，但是体外实验能否真正反映体内的情况？我们认真地讨论了是否可使用检测体内细胞免疫的方法来检测慢性乙肝患者的细胞免疫状态。最后，我提出了可以尝试用皮肤迟发性变态反应作为评估慢性乙肝患者固有细胞免疫的实验方法。这一实验必须利用一些人体固有的抗原，或用某种化学物品先经皮肤涂抹造成人体的过敏状态；经过一段时间后，用同一化学试剂再涂抹，观察是否会产生皮肤迟发性变态反应（局部红肿，并有硬结）。当时，免疫界认为皮肤出现迟发性变态反应是属于T细胞的反应。因此，皮肤实验可能反映慢性肝炎患者体内细胞免疫的状态。实验的设计是基于我国多数人出生后都接种过卡介苗，所以结核菌素皮肤实验部位出现红肿，为阳性反应；如不出现红肿则为阴性反应，反映细胞免疫低下。另外，用一种化学物品二硝基氯苯（DNCB）先涂抹在皮肤上致敏，然后经过一定时间再用 DNCB 涂抹测试，如果局部皮肤出现红肿则反映细胞免疫良好，如为阴性则反映机体的细胞免疫应答降低了。

这两个实验说说是容易的，但实施是很困难的。首先，需要给慢性肝炎患者解释清楚皮肤实验的价值和意义，争取他们同意参加这个实验。更重要的是，皮肤实验的研究过程，需要去患者家里随访，观察是否出现红肿的结果。由于患者住得分散，必须一家一家地去随访与观察，要花不少时间和精力。要取得可信的结果，医生本人去随访，是最佳的选择。

姚光弼确实是个勇于探索的医学科学家，他说："不管多艰苦，至少可以反映患者体内的细胞免疫状态，我可以一家一家骑自行车去收集结果，取得第一手资料。"通过我们的努力，当然也有患者信任姚光弼的基础（当时没有伦理方面的要求），我们居然顺利地完成了这项研究。由于当年还没有正式的学术期刊复刊，我们就在 1973 年一份内部刊物《医学情况交流》发表了实验结果，后来于 1975 年修改后，正式发表于《中华医学杂志》。对 20 例慢性乙肝患者，我们除做了体外细胞免疫实验，还对其中 13 例做了 DNCB 的皮肤实验，结果是 12 例为阴性。对其中 19 例做了结核菌素皮肤试验，结果也是 12 例阴性。同时，我们还对体内、体外细胞免疫的结果做了比较。有意义的是，当时英国著名肝病专家 Shella Sherlock 用同样的体外技术检测了慢性肝炎患者细胞免疫的结果，也发现慢性肝炎患者细胞免疫降低，但是她的团队没有从事体内的实验研究。

虽然我们用皮肤试验检测了患者的体内细胞免疫水平，获得了慢性肝炎患者细胞免疫低下的数据，但因患者例数太少，技术也比较简单；不像体外细胞免疫检测中，我们没有设立正常人皮肤试验的对照数据，所以还是有不少缺点。但这是我们在当时特殊的历史条件下，在夹缝中开展科研合作的一项探索。今天看来，针对的是临床需要了解的问题，是基础与临床结合研究的开始，也算是难能可贵了。

自从我和姚光弼在乙肝领域合作科研以后，我非常明确医学基础研究不可脱离临床实践，只有与临床合作，基础研究才有生命力。这种合作必然会获得双赢。在以后的许多年里，我和姚光弼继续合作，共同承担了"七·五"攻关重大项目等。之后，为了更深入地了解基础研究，姚光弼派他的助手费国忠到我的实验室学习了约两年。一方面，学习了一些基础研究的技术；另一方面，了解基础研究的思路。多年后，费国忠到了瑞典 Karolinska 研究所，一边开展临床诊治工作，一边开展研究工作。2008 年，他研究室的教授请我去访问，并做报告，还参观了诺贝尔奖报告厅，听了学术大家的报告，参观了诺贝尔的纪念馆，获益匪浅。所以，从皮肤试验开始，我踏上了基础结合临床型的乙肝科研道路。

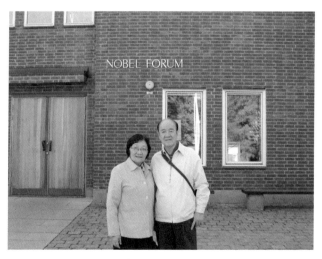

与丈夫在诺贝尔讲堂前留影

第三章

第一次出国

随着"四人帮"的倒台，真正科学的春天开始来到了。自1977年开始，国家一方面派出留学生，一方面邀请国际知名专家来沪讲学。两种科研与技术交流的方式，如雨后春笋般地成批冒了出来。由于我在中学时代具有较好的英语基础，我被首选为接待西方医学科学专家的翻译。记得第一次给我的任务是为一位澳大利亚病毒学家 WG Laver 做现场英文翻译。他的报告内容是有关流感病毒的分子生物学与其变迁。这是对我最大的挑战。一方面，我的分子生物学基础极差，只知道些皮毛；另一方面，要当场口译，他说一句，我马上要用中文翻译一句，不可有停顿。你必须对他讲的内容十分清楚，才能应对。我接受任务后，立即到已经开放的图书馆去查询 Laver 的著作（"文革"十年，上医图书馆一直被封闭，但是幸好，图书馆始终没有停止对期刊的订购）。我抱回来一大堆他的文章，然后"恶补"了他已发表的专业内容。即使这样，我还怕"出洋相"，请当时的生化教研室主任顾天爵也坐在台上，如我下不了台，就请他"抵挡一阵"。谁知自1949年以后，没有用过的英语，居然一下子全回来了。我不仅听懂了 Laver 复杂的演讲内容，还很从容、顺利地进行了专业翻译，也不需要顾老师在旁边提示与解释。后来有人还告诉我 Laver 讲的是有澳大利亚口音的英语，你能听懂很不容易，可见"童子功"很厉害。

随着国门逐渐打开，不同领域的各国专家都被邀请，争先恐后地来到了新中国。其中一位是 Morris Pollard，他是位于印第安纳州的圣母大学（University of Notre Dame）的教授。他的专长是培养无菌动物，并用此类动物做研究，这是我们国内实验动物学领域很需要的技术。他来上海作报告时，我被安排为他做翻译，谁知他回国后就积极地为我去美国参加国际病毒会议而努力。

原来，Pollard 是负责由 Stern 先生与夫人资助的基金会举办（至1980年）已有25年历史的系列会议与书刊《病毒学展望》（*Perspectives in virology*）的主编。每隔几年，他们会向全球（包括发达与欠发达国家）的病毒学者们发出邀请，请他们参加会议，互相交流。正好，1980年2月的第十次会议的主题是"病毒与传染病"。会议向2名流感病毒专家致敬，同时会上有病毒性肠胃炎、疱疹性口炎的分子生物学，丁型肝炎病毒及乙肝疫苗等共两天的报告与讨论。

他在邀请信中明确提出，他们提供在美国的全部食宿，但需要自筹旅费。这样就为我赴美参加会议提供了一次很好的机会，可以在会议上结识更多的病毒学家，拓宽我国病毒学研究的领域。对于这次机会，上医的领导非常重视，外事处长任鹿及科研处长余赛妹都做了调研与分析，认为值得参加。随后，为了支持我去美国开会，党委书记吴立奇和副书记冯光就开始亲自向上海市领导递交申请出国需要的外汇报告。据了解，经不懈地解释与说明后，由文教书记杨西光及经贸书记陈锦华两位市委领导的批准，在国家外汇十分紧缺的情况下，批给了我出国开会的外汇，非常不容易。今天，重提此事，我依然热泪盈眶，回想起冯光给我的临别寄语，至今仍然铭记在心。她说："我们尽力了""我们对你是人才投资。"当时我心中的誓言是"毕生要对国家的投资努力回报"。这一誓言直至今日仍在鼓励着我。不论是乙肝研究，还是抗击非典、抗击新冠、培养人才、科普大众，我都努力在以生命不息、奋斗不止的精神，回报国家对我的培养。

拿到经费后，我就从上海到北京去办理出国手续。到北京时正逢"下土"（刮风沙）的季节，灰灰的天空，似乎预示我出国的过程不会顺利。虽然赴美机票已买，但是要通过卫生部向美国办事处申请签证。等待签证的时刻也十分揪心。当时另一位湖北医学院的向近敏教授也被邀请参会。他在 20 世纪 30 年代，曾赴美国进修，是知名的病毒学家、免疫学家和医学教育家，中国医学病毒学的奠基人之一。他很快就获得了签证，而我却是迟迟没有信息。每天在卫生部招待所焦急地等待着。最后一天是星期五，到星期六机票就作废了，因为赶不上会议了。那天下午，卫生部工作人员对我说："做好明天回上海的准备吧！"直到下午四点半我才接到通知，签证下来了，准备夜间登机。这时，我大大地松了口气，总算开始了第一步。但是我从未坐过国际航班，从未走出过国门，会面临什么，心情还是十分忐忑。

1980 年初，中美之间没有直航的航线。所以，必须由北京先飞巴黎，然后转机到纽约。在赴巴黎的飞机上还有一些中国旅客，坐在我旁边座位上的就是一位中国人，他是经巴黎转机去非洲的务工人员。他很有国际旅行的经验，也很友好，见我不敢吃送来的食品，以为要花国家的外汇，就告诉我除了酒以外都是免费的，等等。巴黎下机后，他们就转去非洲的航班了。面对五光十色、充满广告的戴高乐机场，我一下子惊呆了。幸好机场广播有法语及英语，所以我终于找到了转往纽约的航班。不巧的是向教授前往纽约的飞机和我的不是一家航空公司，所以我们约好抵达纽约后，到肯尼迪机场见面，共同去纽约的中国领事馆。

到了纽约，过了一夜，上午 8 时就开始会议的第一天议程。我们不顾疲惫，赶到了会场。会议议程安排得很紧凑，中午提供的午餐很丰富，但我头晕想吐，不适应纽约的空气，感到有严重的汽油味，看到要吃生洋葱沙拉，无法进食。最后只能吃一点冰淇淋。第一天讲的内容我不熟悉，因为报告人都是邀请到的病毒学大家，只有讲完后可以提问。第二天有一个报告是乙肝疫苗，由著名的疫苗专家 Maurice R Hilleman 报告。我想，机会来了，国家资助我来，我怎能默默无闻地开完会就回去？我必须发声，所以报告刚结束我马上举手抢话筒。当时我心跳得很厉害，还没想好要提什么问题，也许是在众多蓝眼黄发的听众中，我这个黑发的女性比较突出，话筒送到我手上，我一开口，就用流利的英语说"我是闻玉梅，来自上海，中华人民共和国"，我只听到了群众中"轰"的一声，因为当时来自中国的病毒学家是稀有的"人物"，还居然向 Hilleman 提问！我镇静地问道："为什么乙肝疫苗只用 HBsAg 制造，如果用含有乙肝病毒核酸的病毒颗粒制备，是不是会更有效？"这个问题是不同于当时乙肝疫苗制备路线的新问题，多少有点分量。

会议间歇时，马上就有不少华裔病毒学者将我围住，有的问我国内的病毒学进展，有的邀请我去他们的实验室访问。其中最热心的是耶鲁大学的熊菊贞教授。熊教授是非常知名的病毒学家，是现代病毒学创始人之一。她是耶鲁大学第一位华裔的女性正教授，对病毒形态学、病毒诊断学的贡献受到国际病毒学界的公认。美国许多病毒学家都曾是她的学生。她祖籍湖北，后来随着进一步改革开放，她在国内曾举办过好几届的病毒学习班，重点培养诊断病毒学人才。她大力支持中美学术界的交流，她在美国的家被许多学者称为"China in Yale"（耶鲁中的中国）。

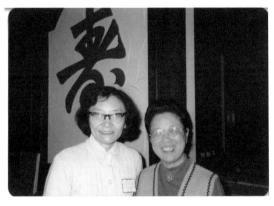

与耶鲁大学熊菊贞教授（右一）合影

参加了第十一届病毒学展望会议后，我应邀参观了圣母大学、耶鲁大学、美国国立卫生研究院（NIH）肝炎研究室、乔治敦大学（Georgetown University）及纽约血液中心等，结识了很多美国肝炎病毒学家，建立了长期的友谊。Pollard 事后在出版的《病毒学展望》（*Perspectives in Virology*）的书中也记录了我提的问题，他说："我知道闻玉梅会在大会上发声。"

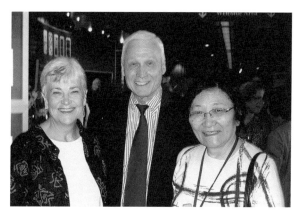

与 Baylor 医学院 Blaine Hollinger（中）及其夫人合影

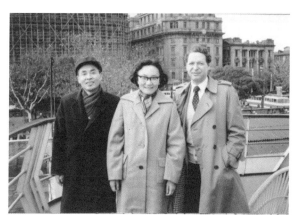

与侯云德（左一）及纽约大学医学院 Jan Vilcheck（右一）教授合影

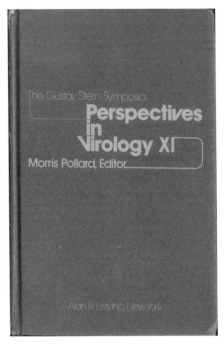

Pollard 主编的《病毒学展望》（*Perspectives in Virology*）封面

Dr. Robbins: I still remember that vaccine you sent me which, after we had just given it to the 150th newborn infant and the experiment was complete, you called me up and informed me that you had discovered live SV40 virus in that formalized "deader than dead" vaccine.

Dr. Hilleman: In the case of SV40, that was a unique virus that was not totally killed by formaldehyde (1 in 10,000 particles were resistant). This is a different situation. Tell me the name, address, and location of any virus that can survive pH 2 in the presence of pepsin; and unfolding the virus with 8 M urea isn't a gentle procedure either. To this we add formaldehyde inactivation.

Dr. Wen Yu-Mei: What is your opinion about also including the Dane particle to the HB vaccine? Because, probably, if we have the complete virus, or Delta antigen, or some related agent in the vaccine, that would be more complete. What's your idea about that?

Dr. Hilleman: The purification process essentially eliminates Dane particles. There are Danes that slip through the process but there are a few of them in the vaccine. It is not feasible to make a vaccine purposely with enough Dane particles. One can't induce enough Dane particles to make a vaccine.

《病毒学展望》（*Perspectives in Virology*）一书中记录的闻玉梅提问

我的第一次出国，让我深切地感受到了中华人民共和国在国际上的威望及地位、世界各国人民对了解中华人民共和国的迫切愿望、国际科技界友好人士对中国科学家的友情及合作的意向。更重要的是我亲身体验了国家对我们中青年学者的培养、支持与厚望。"人才投资"过去是如此，今后也是如此。我们要珍惜国家为我们提供的各方面的"投资"，一定要尽全力报效祖国。

第四章

伦敦之行

1973 年，世界卫生组织（WHO）恢复了我国的合法权益后，1979 年末，WHO 在我国组织了第一次奖学金（fellowship）的全国考试，其中包括各种传染病防治与基础研究。当时，全国设立了好几处的考场。得知其中也包括病毒性肝炎研究，这是我追索的领域，我立即报名参加考试。内容不难，主要是英语考试题有一定难度。发榜时，病毒性肝炎领域仅有的 2 个名额居然都被上医获得，除我以外是流行病学教研室的徐志一。这之后，为了避免仅让少数优势单位获得 WHO 的奖学金，条款改为推荐加考试了。徐志一是 20 世纪 50 年代由卫生部派来担任在我国讲学的苏联流行病学家的中文翻译，后来苏联专家回国后就留在上医参加流行病学的教学与科研。没有想到他除俄语外，英语也很棒，原来也是中学时代练就的"童子功"。后来，徐志一成为了我国著名、优秀的流行病学家。他深入疫区调研，应用先进的技术客观地进行分析，提出自己的学术观点，为国献策，培养了不少的流行病学者。退休后，还在位于韩国首尔的国际疫苗研究所（International Vaccine Institute, IVI）工作，参与了发展中国家的流行病学研究。

发榜的同时也公布了奖学金资助的具体项目和时间。其中，只有病毒性肝炎研究仅资助前往国外进修 3 个月，很令我失望。有人建议我去改专业，如改为抗生素耐药性研究，进修时间就有 1 年。但是我想我必须坚守肝炎研究不变，毅然接受了仅有 3 个月的安排。当时，申请者可以选国家级单位，我选了美国的 NIH，但是 WHO 却让我去伦敦卫生与热带病研究所（London School of Hygiene and Tropical Medicine, LSHTM），这更让我失望了。当时，上医病理生理学教研室主任朱益栋教授开导我说："英国治学更严谨，你应该去好好学习，要了解更多不同国家的文化与科学技术。"

这次去英国，我就有出国的经验了。因为航班延误，飞机抵达希思罗机场已过了午夜。当时已没有出租车，我和同机的汪复就乘坐了商务部接机的车，请他们送我们到了大使馆。

LSHTM 是一所很古老的研究所，有英国抗击传染病与热带病的光荣历史。楼里有不少大的画像，很多都是戴着假发、身穿戎装的爵士，是历任研究所的所长，也有近年来穿着燕尾服的绅士所长，但是研究所的实验室的确是很现代化的。

　　Arie Zuckerman 是研究所中肝炎研究室的主任。该研究室也是 WHO 的肝炎合作中心，所以我就被派往这个研究室。Zuckerman 很有"英国式的礼仪和尊严"，要见他必须经过秘书预约，而且谈话时间很短，等级森严。实验室真正与我沟通、讨论的则是高级讲师 Colin Howard（英国规定研究室只能有一位教授，其他有资质的研究人员只能是高级讲师）。但是实验室有一件事却让我很惊讶，就是每天上下午，分别有一次"tea time"（喝茶了），一次"coffee time"（喝咖啡了），除了主任是有人端给他单独在办公室里饮用以外，大家都会停下手中的活，走出来饮用。我常常不愿停下实验而不出去参加，认为是浪费时间。

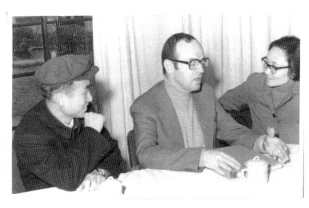

与 Arie Zuckerman 教授（中）交流

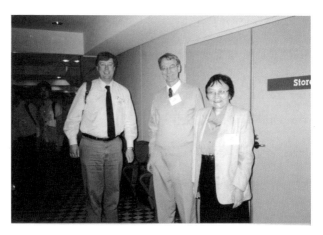

与热带病研究所 Colin Howard（左一）、澳大利亚教授
Chris Burrow（中）合影

Colin 后来对我说，这不是浪费时间，而是鼓励大家交流的一种传统方式。他还告诉我："这时喝茶、喝咖啡是免费的，过了时间要喝茶或咖啡就要自己付钱。"这真是促进大家交流的好办法。但是我却想，主任单独在办公室喝茶，不与实验室人员交流，不是好办法。

由于去 LSHTM 是我第一次进入国外实验室做实验，有点像是"刘姥姥进大观园"，一切都很生疏。实验室普通的用具如微量加样器（micropipet）在国内都没见过，国内那时用的是玻璃吸管；他们用的微量离心机（microcentrifuge）我也没见过。总之，一切从头开始。但是实验室的技术员与博士生等对我都很友好，我很快地适应了实验室环境，开始了我 3 个月的实验。当时，我唯一想的是即使只有 3 个月也要做出成绩，不负使命。我选择了对 PLC/PRF/5 克隆细胞株产生 HBsAg 的动态研究。PLC/PRF/5 细胞株是从南非一名肝癌患者组织中分离到的，可以持续产生 HBsAg 的传代的细胞株。由于受到了支原体污染，1980 年，LSHTM 肝炎实验室对这株细胞进行了重新亚克隆，正好需要对这些亚克隆株做分析。我不仅做了其中一个亚克隆分泌 HBsAg 量的研究，还利用免疫荧光技术在细胞内做了 HBsAg 的定位研究。当我将实验结果交给 Zuckerman 看后，他马上表示可以发表，结果发表于 *Archives of Virology*，实现了我 3 个月在国外杂志发表论文的心愿。有价值的是，由于这株细胞只分泌 HBsAg，并不产生完整的含核酸的乙肝病毒，安全、没有感染性，产生的单一 HBsAg 可用于研究其特性，并可对细胞株来自肝癌患者的特点，研究肝癌与 HBsAg 的关系。LSHTM 的 WHO 肝炎合作中心，也允许我将这一细胞株带回国内。当时还没有对进口生物制品的规定，我飞回国内时就让细胞株长满在细胞培养瓶中，灌满培养液后，一路飞行中揣在怀里保温，兢兢业业地带回实验室。经过楼惠珍技师传代保存好后，举办了全国性的学习班，传授这株细胞的相关技术，并无偿地分赠给需要的实验室共享。

由于去了英国，我也建立了与 Colin 的终身友谊，他来上海访问的次数已不计其数。他热爱中国文化，学习中文的说和写，并在上班的火车上学写中文，惊呆了同路人。我还帮他起了个中文名字，高林。他经常很骄傲地展示自己写的中文名字。此外，他还多次来沪为我们的学生讲学。后来，他转任皇家兽医学院教授，多次请我去访问与合作科研，促进我对动物传染病的认识与兴趣。至今，我们还互通邮件，在疫情期间互致问候。此外，我也结识了一些英国的免疫学家和病毒学家，其中 Philip Mortimer 曾任英国类似我国国家疾控中心的主任。后来在复旦大学 100 周年校庆之际，我编撰了英文教材《医学分子病毒学提纲》（*Keynotes on Medical Molecular Virology*），他就负责对全书审定，给了我极大的鼓励与支持。还有 Sir Peter Lachmann，他是获封皇家爵士的免疫学家。他与我后来都在国际医学科学院组织（Inter Academy Medical Panel, IAMP）作为各自国家的代表委员。严重急性呼吸综合征（SARS）疫情发生后，在上海组织过几次国际学术研讨会，共同向发达及发展中国家的科学家提供了抗疫的重要信息与对策资料。此外，还结识了澳大利亚 Christopher Burrell 教授，他研究的是乙肝病毒，以后多次担任了我们实验室的国际学术委员会委员。

虽然只有 3 个月，但 WHO 给了我了解英国的机会。我挤出时间参观了大英博物馆，看到了他们掠夺的展品；到了白金汉宫的外围，了解了英国人对皇室的特有感情。后来几次访问英国，去了牛津与剑桥，也进一步了解了英国的创新思维与维护传统并存的价值。例如，在牛津看到了启发牛顿思考万有引力的那株苹果树，以及剑桥无与伦比、天鹅绒般的草坪。英国人骄傲地对我说："美国人曾问过我们，怎么能有这样美丽的草坪？我们回答说是'浇水、修剪共 500 年'。"这是在嘲讽美国历史只有 300 年左右。虽然我们私下称英国是个"下沉的巨舰"，但是毕竟各国有自己独特的文化与历史，都值得尊重。世界人民的交流是保持世界和平与稳定的奠基石，学术交流中多做些人民外交，是不可忽视的责任。

第五章

师恩难忘

1956 年夏季，国家学习苏联开始招收副博士研究生。我参加了考试，由于林飞卿老师临时决定只收俄语研究生，由林教授推荐，我被转给了余㵑教授，所以跟随余㵑教授学了一年。1957 年，"反右"运动后，我被教育部退回至上医，但是跟随余㵑教授的一年，也学到了他治学之道，很有收获。以后，我一直与他保持联系，直到"文革"后，我去他家讨论免疫学，还为他唱京剧。

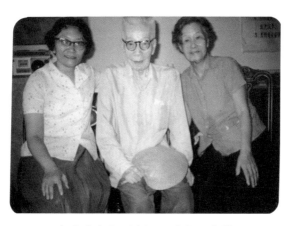

与余㵑老师（中）及其夫人合影

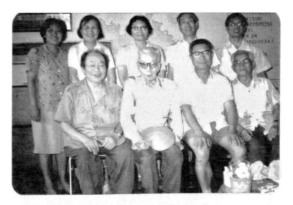

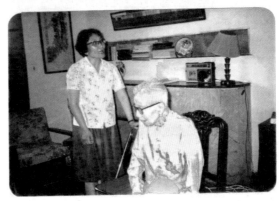

余濱老师（上图前排左二）生活照

注：下图为余老师唱京剧。

我自英国回国以后，上医就聘我担任微生物学教研室主任，负责教学、科研及行政管理工作。当我正努力熟悉这项任务时，突然接到美国国立卫生研究院（NIH）变态反应与传染病研究所（NIAID）肝炎研究室主任 Robert Purcell 发给我的邀请信，邀请我作为福格蒂（Fogarty）基金资助的访问学者去他的实验室工作与学习。由于病毒性肝炎是我毕生研究的方向，我非常想去深造。但是由于我已经是教研室主任了，领导认为我应集中精力做好本职工作，因此，不予批准。这时，我的老师，原微生物学教研室主任林飞卿挺身而出，对领导说："闻玉梅只出国3个月是不够的，应该让她再去一段时间，真正在国际层面学习与交流，今后才能发挥领军作用。我可以再出山，在她出国时期，替她担任微生物学教研室主任工作。"当时林老师已年过古稀，毅然为了培养人才，以爱国爱才的大局思路、高瞻远瞩的眼光，做出了这一惊人之举，得到了上医领导的钦佩与支持，所以同意我赴美深造。没有林老师的支持，哪有我今天？至今师恩难忘。

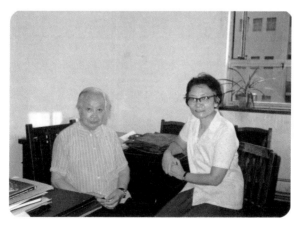

与林飞卿教授（左一）合影

其实，这只是林老师对我培养与教诲的诸多事情之一。她不仅只是对我，她为培养大量的微生物学与免疫学人才，毕生不遗余力。新中国成立初期，为了尽快培养微生物学与免疫学人才，她举办了第一期师资班，其中的学员如曾毅、陆德源等日后成为了院士或顶尖教授。这些师资班的学员们都一生秉承她的教诲，在微生物学与免疫学的科研与教学做出了卓越的贡献。在 1960 年的春天，我有幸在学校的安排下，与林老师签订了师徒协议，在她手把手的教导下，全程承担了微生物学的讲授与实验课程；在她的指导下，学习了科研的思维与严谨求实的实验作风。最难能可贵的是，经过了她的严谨教诲，她提出我已跟随她学的差不多了，我应该及时更换师父，并推荐我去北京中国医学科学院（北京协和医学院，以下简称医科院）免疫学研究室师从谢少文教授。如果没有培养人才的宽广胸怀，是不可能将自己亲手培养的人才送给他人去进一步培养与发展的。这就是真正的老师！去了北京后，我进入了另一个天地。谢老师要求学生灵活思考，不断提问，挑战已有的规律，不断创新。他会在带我去东北讲学后，突然问长春和哈尔滨有何不同？要求从两个城市的建筑联想历史：前者曾是日伪占领的"首都"，而后者是受苏俄文化影响的城市；为了提高我反应的速度，亲自带着我打乒乓球；要求我听报告后，必须提问，全面启迪我挑战固有思维的创新性。从而，我明白了林老师送我去医科院师从谢教授的苦心。

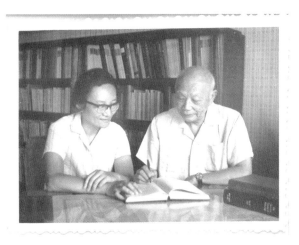

与谢少文教授（右一）合影

随着高等教育系统改革的推进，教育部提出了要恢复教师的职称。先是对教授、副教授及讲师等的职称评定。我因为"文革"前对医科院将谢老师划为"内控右派"表示不满，受到了严肃的批判，作为惩罚，不予晋升为讲师，做了17年的助教。这导致我在评职称时就遇到了麻烦。当时上医教授、副教授的职称评定是由教育部评审。我因为评上讲师时间很短，要评副教授必须是破格提升。后来有人告诉我，是林教授到教育部去开会时，极力推荐我，我才得以破格升为副教授。之后，又开始要评定博士生导师，作为副教授当博士生导师，又要破格，林老师再一次大力推荐，我又得以破格批准为博士生导师。当时参加会议的一位教授曾对我说："你要好好感谢林老师，没有她的推荐，你不可能破格当博士生导师。"我对自己的博士生导师资格是有一定疑虑的，因为我自己没有经历过博士学位的培养，相当胆怯，所以在招收了第一位博士生瞿涤后，我恳请林老师作为共同导师，带着我培养博士生瞿涤。当时已年逾八十的林老师欣然同意，并认真履行导师职责。因为林老师年事已高，我和瞿涤每次都到她家中汇报，听取她的指导。她始终思路敏捷、清晰，一丝不苟，依然如当年指导我一样指导瞿涤。回想起当年的情景，一切都是历历在目，永远不会忘记。

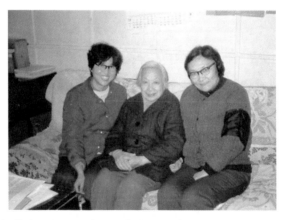

与瞿涤（左一）在林飞卿教授（中）办公室汇报工作

为了确定博士生瞿涤的课题，经过认真讨论，考虑到当时国内尚无其他类似人乙肝的高等动物模型（如地松鼠乙肝病毒或土拨鼠乙肝病毒），为此，我们为瞿涤选择了鸭乙肝病毒为博士研究的方向。首先，鼓励她与兽医研究所合作，对中国现有的 7 个鸭种做了鸭乙肝病毒动物模型的感染率筛查。了解到麻鸭感染率最高，可以提供鸭乙肝病毒的来源，而樱桃谷鸭感染鸭乙肝病毒率最低，可以作为实验感染的对象。为了建立类似幼龄感染乙肝的动物模型，必须对每一只一日龄出壳的幼鸭进行筛选，确认没有经卵感染后，才可经静脉注射鸭乙肝病毒，建立实验感染模型。值得一提的是，看似简单的技术，其实困难重重。当时将一日龄幼鸭从浦东运至实验室，只能用大的纸质蛋糕盒作为容器。因为没有经验，第一次没有放入棉花对幼鸭保暖，到了实验室，幼鸭已冻死了。第二次到了实验室，幼鸭还是死了，原来是闷死了。经历失败后，我们采用了加棉花保暖和在蛋糕纸盒上刺小洞保持通气的办法，才解决了一日龄幼鸭的运输问题。这种"土法上马"的过程，似乎很可笑，但是我们就是在这种条件下，一步一步地摸索着前进。

为了要创新，不走老路，与谢、林两位老师商定后，瞿涤研究的课题是体液免疫对鸭乙肝病毒感染鸭的影响。这一研究课题很新颖，没有他人的研究内容可参照。鸭的体液免疫器官与人完全不同，在鸭近尾部的法氏囊是 B 细胞的来源。因此，要了解鸭的体液免疫对鸭乙肝病毒感染的影响，实验必须用切除幼鸭法氏囊的技术，将幼鸭的体液免疫器官完全去除来建立模型。切除法氏囊后还要保证幼鸭存活，给它们注射鸭乙肝病毒阳性血清，观察它们的病毒感染及免疫应答情况。此课题技术难度很大，费时较久，对瞿涤是极大的考验。而林老师则不管有多晚，坚持亲自到实验室，观察整个过程直至实验完毕才离开，一丝不苟的精神不减当年。最后的实验结果，全英文发表在国际病毒性肝炎伦敦大会专刊上。约 8 年后，才有类似研究在国外发表。

此外，林老师也非常关注微生物学科的发展。她先后担任过数届中国微生物学会及上海市微生物学会的副理事长及常务理事。"文革"后，学会开始恢复学术活动，她不仅积极参与学术活动，还告诫我们，学术活动是学术交流最好的媒介。在她的带动和鼓励下，我们实验室的成员历来是学会活动的骨干，已有多人担任过理事长、副理事长及常务理事的职务。上海微生物学会和谐、友善的氛围是老一辈科学家留给我们的宝贵遗产。"同行是亲家，不是冤家，中国科学家不是太多而是太少"的理念继续鼓励着我们要共生、共赢，要为国家和人民团结奋斗。"文革"

后，荣独山、林飞卿教授将国家赔偿、补发给他们的款项全额捐赠并建立了荣林氏奖学金，继续为培养人才做出贡献，令人感动。最近，荣独山、林飞卿教授的女儿荣立明提供了她父母在抗日战争中不畏艰难、不怕牺牲、为国奉献的宝贵材料，从中，我们进一步了解并学习到了先师们的热爱祖国事迹，倍受教育。林老师作为榜样永远鼓舞着我们继承他们的精神。

林老师，我们永远感谢您、怀念您，您的精神永垂不朽！

第六章

卫生部给的第一桶金

1980 年，我自伦敦回国后，按照常规，到北京向卫生部做了出国期间工作的汇报。因为我当时在国内从事科研最痛苦的两件事，一是国产低温冰箱经常出故障。融冰后，我们储存的患者血清标本及实验中获得的一些"宝贝"反复冻融，失去了应用价值。当时对这些损失我曾痛心地流过泪。二是实验室为学术报告专家使用的幻灯机是左右拉片式的，经常卡片，不得不停止报告去处理，十分尴尬。当时更先进的是转盘式的 Kodak 幻灯机，十分方便（现在国内任何实验室都已拥有的深低温冰箱和高级的视听设备，似乎这是无法想象的"历史难点"）。因此，我在英国的 3 个月，节衣缩食，从 WHO 提供的生活费省下了英镑去购买了个 -18℃ 的低温冰箱和一个转盘式的幻灯机。幻灯机自己随身带，冰箱则由海运，仅运费就要 90 英镑。其实 -18℃ 并不能储存病毒，但是稳定，至少可以储存血清标本。此外，另有一些英镑就全部上交给了卫生部，自己未留分文。当时，众多国家派出的留学生几乎全都是这样做的。买些设备为的是回国后便于工作；上交外汇，是为支持更多学者出国深造提供绵薄之力。

汇报时，卫生部的领导说："3 个月做了科研，还买了器材，你没饿死了？"我说："怎么会饿死？就吃点便宜的食品，如红烧鸡翅加鸡蛋，既美味又有营养。"当时住宿，则租的是比较便宜的地下室。记得对门住的就是后来担任过全国人大常务委员会副委员长的桑国卫，他也是上医校友，互相见面时十分亲切。多年后，我们都曾回忆起那段留学当"邻居"的往事。

没有想到的是，不久卫生部就通知我，鉴于我赴英留学的优异表现，奖励给我 1 万元作为科研经费。这是天大的喜事，对于刚回国的我，是启动科研的"及时雨"。1980 年，"万元户"是人们期盼而又难求的机遇。特别是这笔经费可以转为外汇，用于购买科研需要的进口试剂。由于 1981—1982 年，我去了美国进修，真正开始在国内开展科研工作是 1983 年。回国后，我考虑要从事乙肝病毒与免疫学的研究，必须从中国感染乙肝病毒的患者入手。当时对于慢性乙肝患者能否有效治疗的问题存在着较多疑虑，主要是认为如果乙肝病毒基因已经整合入患者的肝细胞，就不可能清除病毒，达到有效治疗。为此，我们选择了从乙肝患者肝组织中病毒基因组是否整合入手，探讨治疗乙肝患者的前景。

这一技术的难点是如何得到乙肝患者的肝组织标本。通过与肝病临床医生探讨，华山医院邬祥惠医师与中山医院胡德昌医师认为这一课题很有价值，提出在为慢性肝炎患者做诊断性肝穿刺时，留微量肝组织不做福尔马林固定，可以让我们去做乙肝病毒DNA分析。这是很大胆的尝试，因为不仅要从2～3毫米的穿刺标本中提取肝组织DNA，还要从中分析乙肝病毒DNA是否整合，需要高超的微量操作技术。我组的黄耀星是优秀技术员，不仅手巧，也很会动脑。很快他就掌握了微量提取组织DNA的技术，应用较先进的凝胶电泳，转移至纤维素膜上的Southern印迹及用乙肝病毒DNA探针分子杂交，然后通过分子杂交的乙肝病毒条带的分子量，探讨病毒基因组是否整合。做这一实验最敏感的分子杂交的探针需要用同位素标记，最后用X线片曝光后分析乙肝病毒是否有整合。这样，购买进口的同位素磷-32（^{32}P）和纤维素膜就用上了卫生部的第一桶金。记得当时同位素是全国统一批量进口的，而且^{32}P的半衰期很短，所以我们总是同位素一到，就不顾日夜不停地工作，直到最后分析完了结果才罢手。这一段类似战斗的共同实验历程，大家同甘共苦，很值得留念。而用外汇购买同位素对顺利开展研究，在当时确实很给力。

最后，1986年，我们在英文版《中华医学杂志》上合作发表了我国 98 例乙肝患者肝内病毒 DNA 的状态，发现其中只有 9 例显示有病毒 DNA 的整合，从而提出了抑制病毒复制是有效治疗乙肝的一种方法（当时只有用干扰素治疗，核苷类抗病毒药物尚未进入临床研究）。虽然论文研究的技术比较简单，分析结果也不够细致，但是首次提供了我国乙肝患者肝内病毒复制状态的资料。据此结果，有力地支持了通过抑制病毒复制治疗慢性乙肝患者的策略。

自从建立了分子杂交技术，我们的研究在其他方面也开花结果了。1986 年左右，国内有报道，在我国，通过母婴传播的胎盘中测到很高比例的乙肝病毒 DNA，说明胎内感染很普遍。因此，不仅抗病毒治疗可能无效，甚至接种乙肝预防性疫苗是否有效也受到了质疑。为此，我们通过与山东医学院合作，用同位素标记的分子杂交技术对 HBsAg 阳性母亲流产的死胎做了肝脏及心脏内乙肝病毒 DNA 的研究，结果发现从全国收集的 48 份胎儿标本中，仅 4 份检测到乙肝病毒 DNA。1986 年，这一结果以 letter 的形式联合发表于《柳叶刀》（Lancet）。因为研究是在胎儿的脏器中检测的，不会被分娩时血液等污染，十分可靠。这一研究肯定了用抗病毒药物抑制乙肝病毒复制以积极治疗的观点，还肯定了婴儿期接种乙肝预防性疫苗的意义及其重要性。此外，我们还应用了这项技术在乙肝患者白细胞中开展了乙肝病毒 DNA 的研究，扩大了研究肝外乙肝病毒的领域。从此，我们跨入了分子水平研究乙肝病毒的行列。

感谢卫生部的第一桶金，为我们建立了在分子水平研究乙肝病毒的平台。更感谢临床医生的大力合作提供了宝贵的标本，还有实验室的技术人员用高超的技术从微量肝穿刺组织中获得了有价值的结果。

任何工作都离不开团队合作，这一宝贵的经验始终陪伴着我们一步一步向前走。

第七章

为什么选择美国国立卫生研究院

经过再三考虑，我选择了在美国国立卫生研究院（NIH）度过我1981—1982年珍贵的在国外进修的一年余。当时，虽然有几所大学都向我发来了去做科研的邀请，但是经过实地考察和访问，我最终选择了NIH，因为它当时给我最深的印象是开放与包容。当时的NIH，十分开放，没有围栏或围墙，随便出入园区，但是进入各个研究所的大楼都要刷卡。整个园区景色十分优美。

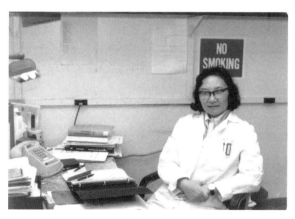

在 NIH 实验室

各所的大楼都有自己建筑的特色。我去的变态反应与传染病所（NIAID）是7号楼，楼不大，但有较长的历史，各主要科室的负责人都很和蔼，在电梯里见到后不论是否认识，都会说"Hi"，很友好，不像英国那样等级森严。

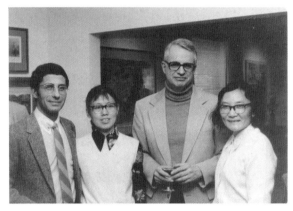

与NIAID所长Channock（右二）和Fauci（左一，现领导）合影

NIH的开放与包容不仅是见面打招呼，而是在整体运作中的表现。我决定去NIH时就是了解到它有20 000名左右的博士后研究人员，来自诸多国家，包括日本、德国、英国、加拿大以及以色列、泰国等西亚、东南亚国家，也有来自阿拉伯国家及非洲如尼日利亚等国，体现了多元化的文化。NIH每天都会发一张"黄纸"（yellow sheet）详细介绍当天的学术活动，不仅有诺贝尔奖

获得者的大报告，也有某个研究所的博士生答辩，都附有具体时间和地点，非常详细，可以选择参加。这种开放性的学术交流氛围在 NIAID 的肝炎实验室也同样拥有。Robert Purcell 是实验室主任，与我年龄相仿，但是他已是乙肝病毒领域的领军人物。他与 10 号楼血液中心 Harvey Alter 主任经常讨论与交流，有很广泛的合作。其中，对于血源传播的非甲非乙型肝炎病毒（后被定为丙型肝炎病毒）的研究就颇有建树。记得在克隆出丙肝病毒之前，有人怀疑血源传播的非甲非乙型肝炎病毒是一种反转录病毒。由于 Purcell 实验室有黑猩猩的实验动物条件，我室何丽芳在他们的指导下，用血液中心存储非甲非乙型肝炎病毒阳性样品，过滤后再感染黑猩猩，证实病毒仅有 50～60 nm 大小，预测病毒

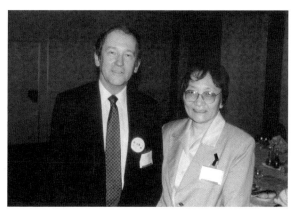

与 NIH 肝炎实验室主任 Purcell（左一）在会议上的合影

可能属于披膜病毒科或黄病毒科。这个实验看似简单，但何丽芳却用了近 2 年的时间完成。因为实验设计必须有 4～5 种直径大小不同的病毒，要对每种病毒在过滤前后定量滴定它们的效价，还要对过滤后滤器吸附病毒做出计算。直到 1989 年，Michael Houghton 通过分子克隆，发现丙肝病毒确实属于黄病毒科，证实了其大小确为 50～60 nm。肝炎实验室还与邻近的乔治敦大学合作，利用黑猩猩对意大利学者 Rizzetto 发现的丁肝病毒进行了考证，揭示了丁肝病毒与乙肝病毒间的紧密关系。

我分析 Purcell 实验室成功的要点是：有独特的动物模型（黑猩猩）；有长期保存的标本资源；有广泛的科研合作。另外，我发现他们设计的科学实验，一开始就是花费大量精力做好严谨的完美设计，不会轻易改动，不是边做边改的设计。这些完美的设计与他们高校及博士后培养的基础教育制度有关。因此，优质教育是科学发展的重要基础。

我在 NIH 参加听取各国学者诸多的报告中，印象最深，也最受益的是 Stanley Prusiner 的报告。1982 年，他在 *Science* 发表文章，并在 NIH 报告发现了克-雅病的致病因子，被称为朊病毒（prion）。朊病毒是没有核酸、只有蛋白的致病因子，主要引起慢病毒感染。其中代表性的动物疾病是羊瘙痒症，而最受关注的是可以感染人的克-雅病（疯牛病）。朊病毒的发现在病毒学界引起了极大的震动，因为病毒感染的要素是核酸，分子生物学的"中心法则"是遗传信息从 DNA 通过 mRNA 到蛋白质。朊病毒蛋白如何复制？如何致病？这一颠覆性的发现当然引起了许多质疑与挑战。Prusiner 报告进行许多实验包括样品经核酸酶处理、蛋白酶处理及理化方法处理，动物中的传代等来证实朊病毒的致病性和传播性。他还提出朊病毒在正常神经组织中并不存在，所以是外源性致病因子。当时，我听了报告后认为结果很可靠，深信不疑。但是，我离开 NIH 不久，就有学者报告在正常组织中找到了朊蛋白，否定了 Prusiner 发现朊病毒为致病因子的证据。我对朊病毒很感兴趣，不仅是因为它可能是蛋白致病因子的新学说，还因为慢病毒感染疾病的病因始终没有得到解决，从而也无法治疗。

慢病毒感染疾病是一种罕见的主要发生在 50～70 岁之间的可传播的脑病，受感染的人会有睡眠紊乱、个性改变、共济失调、失语、视觉丧失、肌肉萎缩、肌阵挛及进行性痴呆等症状，并且会在发病的 1 年内死亡。该疾病早在 1922 年就被发现，但一直不清楚其致病原因，也无法医治。克-雅病发病率非常低，目前全世界每年只有 6 000 多人患病。直到 1986 年，欧洲暴发了可能是朊病毒引起克-雅病（疯牛病），除了导致数十万头牛的死亡，还导致数十人被感染而死亡。动物的朊病毒病，如疯牛病和羊瘙痒症，不但给畜牧业造成巨大损失，而且还会通过食用牛、羊肉而传播给人类，一旦发病就无药可医。这类疾病潜伏期很长，通常在发病后1个月内死亡。一时，朊病毒是否为致病因子及其致病机制更是受到重视。令人钦佩的是，Prusiner对朊病毒的研究丝毫没有气馁，他坚持证实朊病毒的致病性，不断发展新技术继续研究，其中一项是对比正常组织中的蛋白与致病的朊病毒蛋白的结构。1991年，发现朊病毒后的第九年，Prusiner成功地阐明了朊病毒的致病机制，即朊病毒实质是一类具有感染性的特殊蛋白，具有感染性的朊病毒（SC型PrP蛋白）与正常组织中的C型PrP蛋白，是不同的蛋白构型。当前者接触到了生物体内正常的C型PrP蛋白，就可导致C型PrP蛋白变成SC型，通过蛋白变构来批量复制自己。所以，朊病毒依然是由基因编码的，只是通过改变正常PrP蛋白的构象来实现自我复制和传播疾病。Prusiner最终因解开了朊病毒致病之谜获得了1997年的诺贝尔生理学或医学奖。近日，已有学者研发了针对朊病毒的单克隆抗体，用于临床治疗患者后，初步结果显示疗效较好。我国学者还从分子结构层面揭示了PrP蛋白错误折叠过程中，PrPC羧基末端

的两个 α-螺旋转变成 PrP 蛋白纤维的 β-折叠结构，Cys179 和 Cys214 之间的二硫键起到了稳定淀粉样纤维结构的作用。这些发现对今后解决神经系统慢病毒疾病治疗很有帮助。Prusiner 作为现代病毒学家，他发现朊病毒的故事长期激励着我。不怕挑战、敢于创新、持之以恒、不言放弃是真正科学家必备的素质。

现在的 NIH 已完全不同于 20 世纪 80 年代的 NIH，它从开放转变至关闭，至今从四周已建起了围墙可见一斑。但是当年周围美丽的樱花树丛应该依然存在。想起了当年有人带我去赏樱花时，我曾写过这样的诗句："樱花交错如梦境，路径深处无人行，异国风光无限好，怎比祖国山河亲！"

在 NIH 度过的 14 个月，时间虽短，但是我也发表了一篇关于乙肝病毒与肝癌核抗原的论文，并且与许多美国学者建立了长期的友谊。其中包括发现甲肝病毒的 Steve Feinstone，他不仅对我的研究给予帮助，因为我的眼睛聚焦有问题无法开车，每次去外地报告或访问回到华盛顿火车站，出于安全考虑，不论早晚，他都会去车站接我。所以我离开 NIH 时，特别在 Bethesda 镇上包了当时唯一的中国餐馆"Lotus（莲花）"，邀请了肝炎研究室的全体人员，包括各国访问学者用餐。其中，日本学者回到日本多年后，还与我保持联系，探讨学术问题。回国后，我立即推荐了

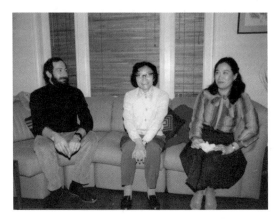

在甲肝病毒发现者 Feinstone（左一）及夫人家中

我们实验室的两位讲师——何丽芳与张维，分别去了NIH的肝炎研究室与血液中心进修。她们回国后与我一起开展了乙肝的科研。自此，三人组建的团队开始了我们共同的战斗。

第八章

四十五岁追求学分

在 NIH 的 14 个月的合作科研中，我发现我所在的肝炎实验室正在进行着分子生物学科研实验。但是，Purcell 知道我已掌握了细胞水平的研究技术，不想让我学习新的技术，研究的课题仅用细胞学技术，不涉及分子水平的实验。当时我很清楚，为了今后回国能从分子水平这一高起点开展研究，我必须掌握病毒分子生物学的理论与技术。当时，实验室中的博士后 John Ticehurst 正在进行某个肝炎病毒的分子克隆与分析。我坦率地告诉他，我无意打听他的课题内容，但是我想了解他所应用的技术。这样，他就不会对我存有戒心，而让我看他做实验，并给我解释实验技术应注意的事项。其实，在 20 世纪 80 年代，分子克隆已经是较为普遍应用的实验室技术，当时已出版了 Maniatis 主编的《分子克隆技术手册》（被戏称为分子克隆的"圣经"）。这样，在他的帮助下，我对相关技术有了较为全面的了解，特别是对将此技术用于病毒研究的具体细节有较深入的了解。

但是，我知道技术只是工具，理论知识才是指导技术的基础。所以，当我得知 NIH 将在夜校中开设一门分子病毒学的课程，我非常高兴，马上前去报名。注册时，课程管理员问我是修学分，还是旁听？我说修学分。他非常惊奇，因为旁听不必每次都要到课堂上课，也不需要参加考试，而修学分的要求很严格，每次必须准时上课，而且要参加考试，获得成绩后才能获得学分。积累学分是为了今后申请学位，我当时已经 45 岁了，早就超过了学习的最佳年龄，在 NIH 只是个短期合作的科研人员，不可能申请学位，为什么对这门课要修学分呢？我很清楚，这是为了回国后我能真正具有较好的分子病毒学理论基础，为培养学生做好准备。只有严格要求自己，今后才能严格要求学生。记得我曾私下对朋友说过："看来我与同龄的美国学者的学术水平已差距太大而无法竞争，但我相信我的学生与他们的学生，也许是我学生的学生可以与他们学生的学生竞争。"正是这种愚公移山的精神鼓励着我，一定要把分子病毒学课程学好。

准备上夜校并不是简单的事，首当其冲的就是交通问题。与伦敦不同，美国的公共交通很不方便，地铁站很少。由于 NIH 对外来人员不提供住宿，而工作人员都开私家车上下班。20 世纪 80 年代，NIH 的交通除了约每 40 分钟一次班车外，且车站离工作区较远，没有其他方便的交通工具。我在加入 NIH 工作前的体检时发现两眼聚焦有问题，不能分辨远和近，所以不能开车，自主活动受到了极大的限制。不会开车在美国等于没有腿一样。此外，由于我不适应于居住在工作区附近的美国人家提供的租房（或要与其他人合用卫生间，或不许做饭，只能吃冷餐等），最后找到了另一位中国来 NIH 合作科研的北京生物制品所的王丽亚。她比我年龄更大一些，不想学开车，两人合租了 Pooks Hill 一套两室一厅的公寓。这样，既相当自由，又互相为伴，十分融洽。记得由于两个中国人相处习惯相同，活动也比较自由，春节我们就做了中国饭菜，招待了一批没法做中国饭的学者。公寓唯一的缺点是与 NIH 有一定的距离，坐公共汽车必须定点定时，不能错过，错过了就要步行两站路。当时有一些华裔学者工作人员或访问学者自己开车，会照顾我们，带我们每周去超市买菜，解决了我们的生活问题。后来，这个助人为乐的传统一直在留学生中传承着。现在很多人都会开车了，对过去不能开车的苦衷似乎是不可想象的。

由于夜校是在夜间开课，所以晚间就没有了日间的交通工具。虽然夜间一人行走有一定的安全问题，但是我求学心切，还是坚持上完课，晚上一个人走回公寓。不久，负责该课的老师发现了这一情况，她主动对我说，虽然每次上课的老师不同，但她每次都会来听课，最后收拾好一切才回家。她说："如果你不在意多等我一下，我回家会路过 Pooks Hill，我送你回家"。这真是对我学习分子病毒学最大的支持。对她看来这是很小的支持，但是我却永远感激她。分子病毒学夜校的教师都是名家，不仅有来自 NIH 的教授还有不少其他大学的教授。无论是总论，还是各单一病毒，教师们都是长年从事这方面研究的专家。他们认真讲解其中的关键，然后列出参考文献让我们去读。记得当时讲解反转录病毒的是 Robert Gallo，讲解流感病毒的是 Peter Palese。我非常重视这次学习，到考试时，我反复背下来每个病毒的分子生物学特点。毕竟已经 45 岁了，要与 20 多岁的青年同样答题，很不容易。同居的王丽亚对我说："你虽然年纪大了，但是不能丢中国人的脸。你认真复习做准备，我负责做饭给你吃，你不必分心。"就这样，我的考试成绩名列前茅。

回想这段历程，我感到这次为学分而学习非常值得，它奠定了我从事医学分子病毒学的坚实基础。在紧张的学习与做实验之余，我已开始在美国编写医学分子病毒学的中文讲义，准备回国后建立医学分子病毒学实验室，开展医学分子病毒学的教学与科研。很荣幸，1986 年，国家卫生部第一批批准建立的部级重点实

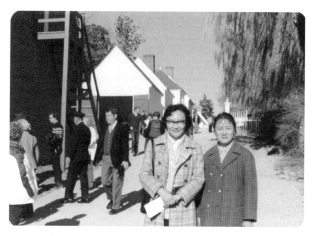

与支持我为学分读课程的同伴王亚丽（右一）合影

验室，就有我们上医的医学分子病毒学实验室。至今，实验室已经历 36 年的建设与发展，在国内外有较高的知名度，是我国医学分子病毒学科研与培养人才的重要基地。

到 2022 年，实验室（包括病原生物系）现有正高级科研人员 25 人（含青年研究员 5 人），副高级科研人员 20 人（含青年副研究员 3 人、实验师系列副高 1 人），其他科技人员 22 人（中级 21 人、初级 1 人）。其中 45 岁以下占比 53.3%，高级职称人员占比 62.7%。当年毕业研究生 25 人，其中博士生 18 人、硕士生 7人；在读研究生 175 人（含 9 月入学的研究生），其中博士生 146人、硕士生 29 人。实验室主要研究方向为病原微生物的持续性感染，从病原体的特性入手，研究其致持续感染的机制与对策，包括乙肝病毒、疱疹病毒、细菌生物膜及耐药结核分枝杆菌等，并对新型治疗性疫苗及治疗性单克隆抗体及合成肽抑制病毒入侵等方面都有一定建树。

回顾从在美国上夜校学习医学分子病毒学开始到回国建立了实验室，开展医学分子病毒学教学与研究的过程，感到欣慰地是，我们为医学分子病毒学等在中国开花与结果尽了自己的一份力。

第九章

敞开校门，
让知识为全国服务

在建立医学分子病毒学实验室之前，我已经多次获得过国家及卫生部门给予的国际学术交流机会。其中影响最大，涉及面最广的是 1979 年 Joseph L Melnick 教授的访问。当时，国务院、卫生部给了上医一个邀请美国专家访问的名额，上医就让我具体落实。经过长达 10 年之久的"文革"，我们与世界隔离已很久了。1979 年，刚开始打开国门，怎么选择邀请对象呢？怎么落实邀请呢？对我来说虽是个难题，也是个光荣的机会。我想首先还是到图书馆去找线索。那时，既没有电脑，更没有数据库，我只能一本本翻遍了近年所有的病毒学杂志及病毒学汇编，查找署名最多的病毒学家。经过筛选，终于选定了 Joseph L. Melnick。他是美国 Baylor College of Medicine 病毒学的教授，还是 WHO 的顾问。就这样，我在毫不认识他的情况，以上医的名义邀请他来上海访问，并提供他在华的全部费用。当时中美间快速邮信（express mail）的应用还不普遍，所以我寄的是航空信。在较长时间的等待中，我居然收到了他答应来华访问的信。我非常兴奋，向学校领导汇报后，马上启动了接待的议程。当时他全部的活动是由上医安排，除上海外，根据他的要求，去了西安参观还在发掘的兵马俑。有关的学术活动均在上医进行。计划报告卫生部批准后，我们就开始了筹备他来华的活动。

他到上海后，学校派了小轿车由我去虹桥机场接机。因有卫生部的批文，所以出关非常方便。坐上车行驶不久，他突然问我："你们用的是什么英文？"我想英文还有中国英文吗？感到很诧异，这时他指着窗外的汉语拼音问我，我这才恍然大悟，向他解释这是汉语拼音，不是中国的英文。我一直记住这件事，说明专家们观察事物具有高度的敏锐性。作为科学家必须有全面的观察与思考能力，可见不停地观察周围的各种事物，不断发现问题、提出问题是科学家必须有的素质。

Melnick 抵沪后，住的是锦江饭店，也就是尼克松来沪签署"上海公报"的宾馆。用餐也在宾馆，当然饮食都是特供，不需要上医操心。他来到上医的第一天就受到了上医领导的接见，包括当时的院长石美鑫及郑思竞、苏德隆、朱益栋、林飞卿教授与冯光书记（我至今还保留着当时的黑白照片）。之后他就直接来到现在一号楼三楼的微生物学教研室，参观了只有两间房间的病

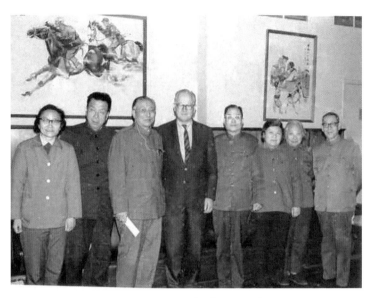

Melnick 访问上医时受到上医领导接见
（左三为苏德隆，右四为石美鑫，右二为林飞卿，右一为朱益栋）

毒室。当他看到我们用于操作细胞培养的用木材及玻璃制造内有紫外线消毒及酒精等土法制备的"超净台"时马上拍照，说这是可以作为文物的"古董"放在博物馆，因为当时国外都用超净台工作了。接着，林教授用流利的英语不卑不亢地一一介绍了我们做的工作。即使经过了十年"文革"，我们还是开展了鸡胚分离病毒及组织培养等试验，同时也介绍了我们在细菌科研方面的工作。在他了解了我们的工作后，我就带他去了华山医院传染科，并且见到当时国内 20 世纪出国归来的戴自英教授。当他知道戴

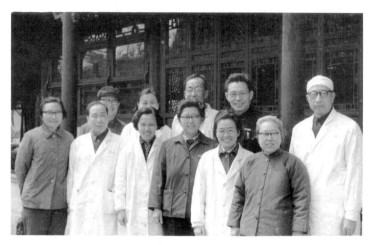

与戴自英教授（后排右一）、蒋慧惠（前排右三）合影

教授曾在英国牛津学习过传染病学及抗生素并获得学位后，回国既是位传染病的临床专家，又是研究细菌耐药的研究员，还在培养兼通临床及基础的人才后，十分钦佩。见过戴教授后，Melnick发现国内尚有 20 世纪 30—40 年代国外留学归来的专家时，他问我是否能找到黄帧祥教授？我说当然，黄帧祥教授在北京是医科院病毒所的教授，Melnick 马上要求见他。很快黄教授就从北京赶了过来，两人见面后他俩有说不完的往事，亲密无间。这样，黄教授就一直陪他去了西安参观后才回北京。原来，黄教授 20世纪 30 年代在美国留学时对病毒学有着极为重要的贡献。那时对于病毒只能靠电子显微镜观察予以确认，限制了对组织培养中

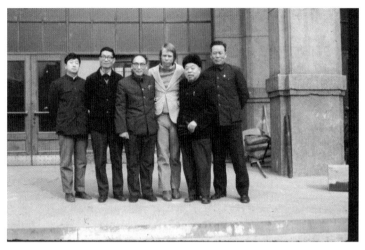

1981 年中美乙肝疫苗合作留影
（左起：胡宗汉、徐志一、黄桢祥、Don Francis、王用楫、刘崇柏）

是否有病毒复制的判断。黄教授在美国研究的是东西方马脑炎病毒，他发现组织培养在试管中存活，培养液会呈现酸性，如果加入病毒，病毒复制后组织培养受到影响，培养液不会变酸，反而会变碱性。因此，是否有病毒复制，不用电子显微镜，直接用酚红作为 pH 指示剂观察培养液的酸碱性就可以判断了。这一现象黄教授曾发表过文章予以介绍。后来因抗日战争，他中断了在美的研究返回祖国参加了国家急需的科研工作。Melnick 对这一情况始终记忆在心。后来 Enders 观察组织培养中脊髓灰质炎病毒复制可以出现细胞病变这一重要的发现与黄教授早期的工作有一定的联系。1948年，哈佛大学的 John Franklin Enders, Frederick Chapman Robbins 和 Thomas H. Weller 成功地实现了脊髓灰质炎病毒在组织上的培养和繁殖，这为大规模制备脊髓灰质炎病毒提供了保障。三人因发现脊髓灰质炎病毒可在不同类型组织培养物中培养与复制而获得了1954年诺贝尔生理学或医学奖。据 Melnick 说，Enders 在获奖的报告中还提及了黄帧祥的早期工作。回美国后，Melnick 对黄帧祥的早期工作做了一定的宣传，并为他申请了一个奖项。

Melnick 来上海时，正是我国在西安发现秦始皇墓，发掘兵马俑的时候。他要求去当地参观，经请示后，得到批准。他喜出望外地进入了发掘现场，虽然说明不可拍照，但是我发现他还是偷怕了几张。参观后，他对中国文化表现出了高度的崇敬与赞赏。这对他回美国后长期支持中美文化交流与培养中国留学生的热情是密切相关的。

当他比较全面地了解了当时中国病毒学研究历史和现状后，他在上医开始了为期5天的讲学。记得他共讲了4个专题，但我只记得其中3个是：全球病毒性肝炎的现状、乙肝病毒与肝癌及脊髓灰质炎病毒与小儿麻痹症疫苗。他作为病毒学与流行病学专家，既讲解病毒学，也讲解针对病毒的预防策略。当时我们发了通知给全国医学院校及防疫站。由于1979年3月很少有美国病毒学专家作报告，最后，居然有500名学者报名申请听报告。当时一号楼的三楼大礼堂坐无虚座，显示了全国病毒学者们求知的热忱。上医给了大家最好的安排，因为这是国家给予的机会，必须是全国共享。为了解决可能存在的语言障碍，蒋慧惠老师和我做了全程翻译。一般在每次演讲前，我们都会收集问题，请Melnick解答。我们还在课余时间尽量留出时间让学员直接与Melnick交谈，希望更多的学者可以有机会单独交流，从中获益。实际上，这次讲学后，有一定数量的学员在Melnick的推荐下，或获得了WHO资助留学，或合作科研，或到他的及其他美国学校实验室去深造。

多年后，我去Melnick的实验室，看到摆放了许多来自中国

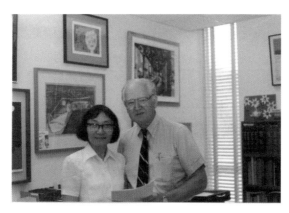

在Melnick（右一）的办公室

的艺术品，墙上还挂有许多中国留学生与他的合影。所以，这次讲学的收获对全国来说是丰厚的。滴水见真情了。1992 年，他还与我们合作与出版了英文版《中国病毒性肝炎问题与对策》（*Viral Hepatitis in China：Problems and Control Strategies*）一书，是第一本向国际学术界介绍中国病毒性肝炎的著作，受到了广泛关注。上医实践的是打开校门，让知识广泛传播，为全国学者共享的无私精神。这也是上医教导我们的校训之一。

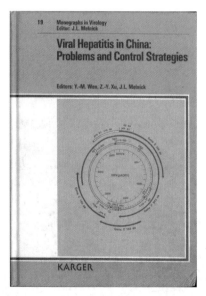

闻玉梅、徐志一与 Melnick 合作出版的英文版《中国病毒性肝炎的问题与对策》（*Viral Hepatitis in China：Problems and Control Strategies*）

第十章

从血源乙肝预防性
疫苗起步

要谈及乙肝预防性疫苗，还是要从 Baruch S. Blumberg 说起。他原来是一名从事人类血清蛋白研究的人类学家，收集了世界各国不同人种的血清蛋白予以分析、比较。为了试图找到新的血清蛋白，Blumberg 采集的是输血后的人群，用的是当时广泛采用的琼脂双向扩散实验。1963 年，他们在澳大利亚土著民中发现了一对新的抗原与抗体，命名为澳大利亚抗原（澳抗；au ag）及抗体（au ab）。为了寻找 au 与疾病的关系，他们将这一对血清分发给全球许多临床单位。经过了怀疑与遗传病、结核病及白血病等疾病有关的弯路，直到 1967 年，最后发现是与肝炎相关。因为最早明确 au 引起的是输血传染的肝炎，不同于经消化道传染的甲型肝炎，就被称为乙肝。以后数年，很多血库用 Blumberg 提供的血清含有 au 抗原与抗体筛选后，发现有 au 抗原的血清可以引起输血传染的肝炎；但是如果受血者已有 au 抗体，则很少会发生输血性肝炎，提示 au 的抗体对 au 引起的肝炎有保护作用〔后更改名为乙型肝炎表面抗原（HBsAg）及抗体（抗- HBs）]。1970 年中期，开始了对高级灵长类动物的感染实验，包括 velvet 猴及黑猩猩。后来，在动物试验中及在受血者与血液透析患者中都显示，只要血清中有抗- HBs 就不会感染乙肝病毒，说明抗- HBs 具有保护性。有少数病例显示如果能在输血前给受血者先输入抗- HBs，发生乙肝的概率会大大减少。

根据 Blumberg 自述的专著 *Hepatitis B：The Hunt for A Killer Virus* 中记载，1969 年，他所在的费城肿瘤研究所接到通知，NIH 不再给予资助了，所以必须自筹资金。这样，他们就必须申请专利并寻找资金来源。于是他们就启动了申请乙肝预防性疫苗的专利。他们根据 HBsAg 具有抗原性，可以诱生具有保护性的抗- HBs 为基础，走上了以 HBsAg 为预防性疫苗申请专利的道路。现已知道，抗- HBs 抗体可以通过防止完整乙肝病毒颗粒与肝细胞表面低亲和力受体的结合，从而中和病毒的感染。当时基因工程还没有得到发展，所以专利只能以无症状 HBsAg 携带者者血浆经过蔗糖、氯化铯超速离心技术纯化 HBsAg，再加去除杂蛋白、加热、甲醛灭活病毒等步骤，并用电子显微镜证明其纯度后，以标准化的制备技术申请乙肝预防性疫苗的专利。当时针对其他传染病的预防性疫苗只有灭活病原体疫苗及减毒活疫苗两种，从来

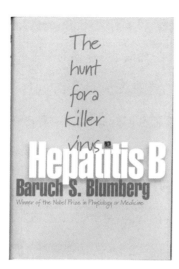

Blumberg 的著作 *Hepatitis B：The Hunt for A Killer Virus* 封面

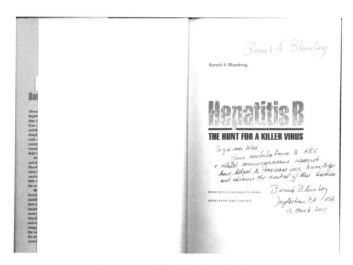

Blumberg 亲笔签字赠书给著者

没有用血液来源的病毒蛋白作为疫苗的先例。因此，他们申请专利的过程中遇到极大的困难。有幸的是，在 Blumberg 等之前，1970 年，Krugman 在智障儿童中，用了加热 1 分钟处理 HBsAg 后给儿童作为疫苗注射的先例，并显示有较好的保护率。但是，当时对 Krugman 以智障儿童做实验，认为不符合伦理而受到了许多学者的谴责。还有学者发表较大数量透析患者因输入了抗-HBs 而得到保护的报道。这些临床观察的结果，都对 Blumberg 利用血源 HBsAg 制备预防乙肝疫苗的专利申请予以支持。最后，在 1972 年，美国专利局授予了该申请的专利，但是专利对血源预防性乙肝疫苗，授权规定只限用于美国以外地区。很遗憾，又经历了多次与企业沟通而失败的挫折，居然没有企业愿意购买这一专利。直到 1973 年，费城一家小公司在与市政府疏通关系后，接受并购买了这一专利。到 1975 年，Merck 公司根据全球乙肝感染的发展形势，向小公司购买了这一专利，并由 Maurice Hilleman（我第一次出国在会议上向他提问的专家）领导公司正式开发投产，由流行病学专家 W. Szmuness（我第一次出国曾被邀请去他家做客）实施临床研究。1978—1979 年，经过对 549 名注射疫苗、534 名注射安慰剂（1、2、6 月 3 剂注射）的同性恋者（高危感染乙肝人群）进行了临床研究，结果表明疫苗注射组 96% 产生了抗-HBs。对照组中52人患乙肝，血液中HBsAg阳性，接种疫苗组中7人感染乙肝，其中6人未完成全程3针接种。1981年，血源乙肝预防性疫苗被批准用于美国；1982年，用于法国。从此，血源乙肝预防性疫苗走上了全球发展之路。由于Blumberg自1963年起对乙肝进行研究，从发现新的人血清蛋白多态性，到揭示HBsAg与乙肝的关系，并开展筛查HBsAg以减少血源传播肝炎的途径，以及后来与其他学者一起总结了抗-HBs的保护作用，从而研发了血源乙肝预防性疫苗并实施了预防效果的考核。由于这一系统性的科研成就，1976年，他被授予诺贝尔生理或医学奖。此后，WHO于2010年根据7月28日是已故Blumberg的诞辰日，将这一天定为世界肝炎日。

早在Blumberg发现au与乙肝的关系时，日本医师Kazuo Okochi已与他有所交往，并了解了Blumberg研发血源乙肝疫苗的艰苦历程。所以，在血源乙肝疫苗做临床研究时，Okochi马上同步按Blumberg的方案做疫苗的临床研究。因日本的HBsAg阳性携带者比美多10倍，所以在疫苗效果考核上很快超过了美国，提前获得了结果。很快，日本三家公司即北里研究所、绿十字会公司以及血化所，由厚生劳动省批准生产血源乙肝疫苗，于1985年9月前后投放市场并使用。他们生产疫苗来源为adr亚型（C

基因型），e 抗原阴性血清，超速离心纯化，在经过 10 小时以
60℃的温度进行加热及甲醛灭活后制成。每剂含 40 μg 表面抗原
蛋白，含一定量铝佐剂，供成人用量为 0.5 毫升，婴儿用量为
0.25 毫升。经过约 2 000 人注射了这一疫苗，抗-HBs 有 85% 阳
转。疫苗对幼年及青年的效应最好，女性较男性有 8% 的差别。
抗-HBs 最高峰在第三次注射后，效价亦最高，经过 3 年观察全
部保持阳性。

我国北大医院教授陶其敏曾在 1975 年 7 月根据已报道的制备
血源乙肝疫苗技术，在实验室制备了"血源乙肝疫苗"试制品，
并在自己身上注射了第一针。这一举动很不容易，也感动了不少
人。但是，遗憾的是，这一实验室的"血源乙肝疫苗"缺乏真正
疫苗制备的程序，也没有提供注射后的抗体情况等有价值的资
料。当时，自制"血源乙肝疫苗"在全国一些单位红火了一阵，
不少单位向国外购买超速离心机让国外企业赚了不少钱。相对大
家一哄而上的热情，我国乙肝血源预防性疫苗的工作在卫生部统
一领导下，由北京、上海、长春、兰州 4 个生物制品所联合攻
关，于 1985 年初建立了我国自己的生产工艺。中国的生产工艺
是简化的高桥纯化工艺联合 Merck 的灭活工艺。经过在部分人群
中试用，证明安全有效。后来，经过与 WHO 专家及日本有关生

产单位的交流，克服了国外及国内重重困难，确定4家生物制品所联合攻关，不分先后均获得生产文号，终于在1986年成功制备出获得国家医药局批准的我国自主研发的血源乙肝疫苗。每年生产约2 000万支（10 μg/支），用于预防母婴传播十分有效。由于科技人员与时间赛跑，血源乙肝预防性疫苗及时在我国研发成功，并由预防医学专家及时制定了免疫预防的策略，很快在全国推广应用。我国每年的新生儿约为2 000万人，血源疫苗在1986—1999年间的使用，大大地减少了可能通过母婴传播所致的乙肝患者，为干预乙肝的母婴传播做出了重要的贡献。我国以血源疫苗预防乙肝，坚持到1999年5月，直到2000年，我国停止使用血源乙肝疫苗，全部改用基因工程表达的乙肝疫苗。

Blumberg作为研究乙肝的先驱，坚韧不拔地克服了许多困难，从发现au抗原开始，一步一步揭示了乙肝的传播途径，直到创新性地用血源蛋白制成乙肝预防性疫苗，集科研、临床及开发疫苗产品于一身，是乙肝领域无可争辩的伟人。我十分有幸，获他赠我有他亲笔签名的有关乙肝历程专著。同时，我也很钦佩我国的生物制品专家们，他们不辞辛苦，及时在我国成功研制了血源乙肝预防性疫苗，为干预乙肝的母婴传播做出了重要的贡献。

第十一章

爱国主义，
还是卖国主义

乙肝的传染途径主要是血源，即已感染乙肝病毒的感染者主要是通过血液传播，一般涉及输血、肾透析及器官移植等操作的外科、妇产科及口腔科首当其冲，所以这些科室比较注意对来就诊者的血液 HBsAg 的筛查。此外，由于观察到乙肝可以经母婴传播，对孕妇 HBsAg 的筛查就必须进行。20 世纪 80 年代，艾滋病已被发现，所以血液的筛查已较普遍地被理解和实施。但是，由于我国社会上出现了对 HBsAg 携带者的歧视，针对普遍人群的筛查已被停止。至今，孕妇的筛查，因为关系到下一代的健康，所以 HBsAg 的检测仍然是必检的项目。同时，我国非常重视对 HBsAg 阳性孕妇的观察分娩与随访，在上海有专门的 HBsAg 阳性孕妇分娩的基地，出生后及时对婴儿预防注射乙肝疫苗，并随访观察是否产生抗体，以及疫苗接种失败的情况等。

　　临床研究中已观察到，幼龄感染乙肝与成年感染乙肝的疾病历程有所不同。前者可导致发生慢性肝炎，很难治愈；后者则一般不会构成乙肝的迁延，而对治疗的应答一般较好。根据研究，产前 12 周到产后 1 周内，幼儿感染乙肝病毒会有 90% 的概率发展成慢性乙肝；5 岁以内的幼儿时期感染乙肝病毒，会有 25%～30% 的概率发展成为慢性乙肝；5 岁之后的乙肝病毒感染者中，仅有 5%～10% 会发展成慢性乙肝。所以，一开始，血源乙肝疫苗预防效果很重要的一个问题就是这一疫苗能否阻断母婴传播。1981 年，当我在 NIH Purcell 的实验室时，他们也在研究并制备血源乙肝预防性疫苗。虽然美国的乙肝病毒携带者并不多，而且血清型不一定是 adr 型（亚裔中 adr 型居多），但是由于血清型别中均有"a"决定簇，同样会有预防作用。NIH 血源疫苗的优点是制备技术严格，有质量保证，在美国有较好的声誉。

1981 年左右，国内专家在北京开会讨论了一个重要的问题，即是否在国内开展血源疫苗对初生婴儿免疫注射。当时，一般疫苗使用总是先在成人中使用，然后是儿童，很少只用于 6 个月以前的婴儿。一般都用于 6 个月大的婴儿，因为估计母亲血液中的抗体在 6 个月的婴儿中已降得很低，或已消失了，不会影响疫苗的效果。所以，当时没有在婴儿出生第一天就使用的疫苗。

但存在的问题是：一，根据母婴传播乙肝病毒的特点，HBsAg 阳性的孕妇在怀孕的时候胎儿可能已经感染了乙肝病毒，出生第一天就注射乙肝疫苗是否仍能提供婴儿抗乙肝的抵抗力？二，没有发生胎内感染的婴儿在通过产道导致的感染能否通过出生后第一针阻断感染？三，婴儿第一天注射疫苗能产生抗体吗？四，出生第一天注射疫苗是否会诱发婴儿不可预测的不良反应？这些疑虑是不可回避的。毕竟给初生婴儿注射疫苗会产生什么后果，是疫苗学、免疫学、流行病学及病毒学家们必须面对的新问题。当时，在面对中国是否应该给初生婴儿注射乙肝疫苗的讨论中，有学者居然上纲上线，说："为什么不先在美国试用给初生婴儿打乙肝疫苗？这是个爱国主义，还是卖国主义的大问题。"似乎赞成在我国试用疫苗注射采用"0、1、6"（出生当天，1月及6月龄时再加强注射）方案的专家们是卖国主义者。

当时在场主张采取"0、1、6"方案的专家，记得有医科院病毒所的刘崇柏，上医的徐志一及中国药品生物制品检定所的胡宗汉。我当时在 NIH，没有快递，但是有电话。刘崇柏打电话对我说："提出卖国主义的是位女将，你这个女将也该上阵，参与辩论。"我冷静地想，科学问题必须要用科学的方法来解决。我马上找了 Purcell，问他乙肝疫苗是否可阻断母婴传播，为什么要在中国做临床研究？他解释说乙肝疫苗是否可阻断母婴传播的临床实验设计必须要有一定数量 HBsAg 阳性的孕妇参与，用了疫苗后，必须有长期随访，观察婴儿到儿童时期是否受到感染成为 HBsAg 阳性。美国没有足够 HBsAg 阳性孕妇，而乙肝疫苗是否能阻断母婴传播是中国急于要解决的问题。如果这项临床研究不能及时开展，并尽快取得结果，将会是研究乙肝疫苗预防效果的极大缺陷。我又问他："那么你们在美国最小的婴儿注射乙肝疫苗的数据如何？"他说："我们最小的婴儿接受乙肝疫苗接种的是母亲 HBsAg 阳性的 3 个月婴儿。"我想，是小于一般疫苗接种的 6 个月了，多少也可作为参考。最后，我想口说无凭，我要求他给我 3 个月婴儿接种乙肝疫苗的资料。他还是信任我的，就取出了资料交给了我。为了及时赶上北京的讨论会，当时正好我的丈夫宁寿葆进修两年后从加拿大回国，我就交给他所有材料直飞北京，及时送上了相关资料。经过北京的专家仔细阅读与分析，最后，同意在我国开展"0、1、6"阻断母婴传染的临床方案。最后，临床研究结果经过流行病学家们的随访及分析，肯定了给初生婴儿用疫苗免疫可以阻断母婴传播这一非常重要的成果。

时至今日，对于用血源乙肝疫苗作 0、1、6 月龄婴儿免疫后长期随访的相关研究论文仍不断出现。多数是表述这一策略在发展中国家控制乙肝的贡献。令人欣慰的是，经过 15 年或 22 年随访，这些免疫的婴儿已成长为成人，都没有感染乙肝病毒。之后，还开展了 20 年后是否需要再用疫苗加强免疫的研究等。这些研究将会为用乙肝疫苗预防乙肝的策略做长期的跟踪，服务人民。我国通过用 0、1、6 预防乙肝的成就已有目共睹。这些当年极力主张在初生婴儿中使用乙肝疫苗的专家们，有的已经作古，但是他们保护下一代的努力是爱国的，将永久被载入乙肝预防的史册。

第十二章

引进重组乙肝疫苗的压力和成效

虽然血源乙肝疫苗在 10 年间有上亿人次接种，证明其具有良好的安全性和免疫原性，起到了降低我国血源感染乙肝病毒的风险的作用，也为阻断母婴传播乙肝病毒做出了应有的贡献。但是，血源乙肝疫苗有一些不可忽视的缺点。首先是来源问题，血源疫苗只能是从乙肝病毒携带者的血液中提取。这些携带者也是感染者，他们反复提供血液，纯化 HBsAg 制造疫苗是否会影响他们的健康生活？实际上，由携带者提供疫苗来源存在着不可回避的伦理学问题。此外，血制品虽然经过纯化与灭活，但是否仍会存在一些尚未认识的病原体。例如朊病毒，是否会造成这些接种乙肝疫苗者日后被其他病原体感染？另外，血源疫苗来源的 HBsAg 携带者会随着预防性疫苗的成功应用而日益减少，血源疫苗的来源会有问题。此外，不同人种对血源疫苗制备的标准和可能激发的免疫应答可能会有所不同，很难有统一的标准化制备流程。

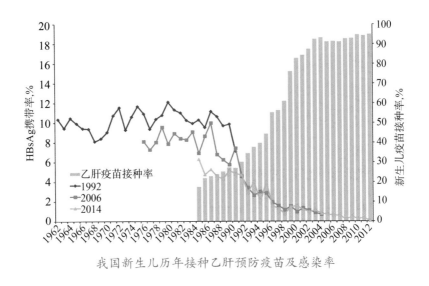

我国新生儿历年接种乙肝预防疫苗及感染率

　　回顾 20 世纪 70 年代，乙肝是我国仅次于烟草的第二大致死病因，每年大约有 27 万人因乙肝病毒感染相关疾病导致死亡。到 1992 年，中国疾病预防控制中心组织了新中国成立后最大规模的全人群乙肝相关调查。调查结果显示：中国 1～59 岁人群的乙肝病毒阳性率为 9.75%，约有 1.2 亿名乙肝病毒携带者，占当时全球乙肝病毒携带者的 1/3。从而推测中国乙肝病毒携带者 22 年来增加了 8 000 万人，每年因乙肝病毒感染相关疾病而死亡的人数约有 27 万。这一惊人的数据显示我国必须快速发展更安全、有效、价格相对低廉的乙肝疫苗，以更有效地降低乙肝病毒的感染。因此，1979—1980 年，迅速发展的基因工程技术为研发乙肝基因工程疫苗提供了极好的条件。

　　法国巴斯德研究所学者 Pierre Tiollais，是首先克隆乙肝病毒全基因组，并解析其编码序列的科学家之一。他与他人的工作揭示了乙肝病毒基因组有 4 个基因，分别编码病毒的包膜蛋白（HBsAg）、核心蛋白（HBcAg）、聚合酶蛋白和一个当时尚未知的蛋白，就取名为 X。包膜基因具有 3 个翻译起始密码，可以表达 HBsAg 主蛋白（又称为小蛋白）和另外两个还带有前 S2 肽段或前 S1 加前 S2 肽段的 HBsAg，分别称为中蛋白和大蛋白。乙肝病毒基因组的克隆与序列测定不但使相关研究进入分子生物学阶段，而且对启动基因工程乙肝疫苗的研发有很重要的支撑作用。

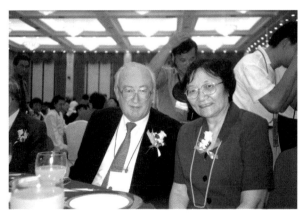

与法国 Tiollais 教授（左一）合影

值得一提的是，Tiollais 与我国中科院生化所的李载平教授有长期而密切的合作近 20 年。早在 1982—1983 年，Tiollais 就带领了他的团队在中科院生化所开设了一系列的分子生物学学习班，既有理论教学，也有传授实验技术的实验课，培养了许多人才。此外，他还专门针对乙肝病毒的分子生物学研究与国内多家高校与研究所展开了合作，不仅提升了中科院生化所乙肝病毒研究的水平，还以中科院生化所为基地在多省、市推广了乙肝病毒的科研。1998 年，基于他对中国乙肝病毒科研的促进，中国工程院授予了他外籍院士的名誉称号。

就在乙肝病毒分子生物学蓬勃发展的同时，国内外都根据纯化 HBsAg 制备血源乙肝疫苗的成果，集中力量，以不同途径重组表达 HBsAg 作为研发基因工程疫苗的核心技术。鉴于 20 世纪 80 年代早期，国内已有了较好的分子生物学基础，当时我国启动了 3 个基因工程乙肝疫苗的研究项目。研究项目包括医学科学院病毒研究所朱既明教授领导的团队，采取的是重组 CHO 细胞乙肝疫苗研发的路线；上海中科院生物化学研究所李载平教授团队与北京生物制品所合作采取的是重组痘苗病毒表达乙肝疫苗的路线；上海生物制品所采取的是用重组酵母表达乙肝疫苗的路线。后来，上海生物化学研究所的项目因负责研究人员出国而中断。

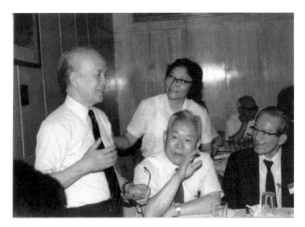

朱既明教授（左二，坐）在交谈中

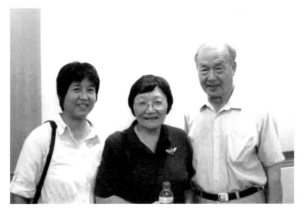

与李载平教授（右一）合影

其他两个项目均成功地获得了专利，且实验室研究有较好的进展。但是从实验室到实现大规模工业化生产还有很长的路要走。

1970—1990 年，中国诞生了大约 3.134 1 亿新生儿，按照

9.75%的感染比例推算，20 年间诞生了大约 3 000 万乙肝宝宝的现实。时任卫生部部长的陈敏章认为由国内提供大量重组乙肝疫苗要经过漫长等待，实在是"等不及了"。虽然当时的学术界出现了"应该支持和等待国内生产重组乙肝疫苗，反对引进国外疫苗"的呼声，陈敏章却回答说："等到国内疫苗大批量生产成功，不知有多少孩子已成为慢性乙肝的感染者。引进和自我研发并不矛盾，可以继续支持国内的两条生产路线的研发。"幸好当时没有网络暴力，也还没有人骂他是"汉奸"，他毅然顶住压力实施了困难重重引进及生产重组乙肝疫苗的措施。陈敏章最初是个临床医生，1955 年毕业于上海第二医学院医疗系。毕业后，他先在广慈医院（现上海交通大学医学院附属瑞金医院）任内科住院医师，后调任北京协和医院内科副主任、研究员。在几十年的医疗实践中，他积累了丰富的临床经验，在内科消化疾病诊断、治疗技术等方面颇有建树，直到 1984 年起他担任卫生部部长。他心中始终有患者，始终坚持为解除人民的疾苦服务。因此，他顶住压力坚持引进国外重组乙肝疫苗，大量、及时地提供了疫苗后，婴儿出生即可接种，并完成 3 剂免疫，可有效地控制乙肝病毒感染。可惜的是，1999 年 3 月，陈敏章因患胰腺癌不幸离世，没有亲眼看到应用乙肝基因工程疫苗的重要成果。

时至今日，当时与陈部长一起去默克（Merck）公司谈判的赵铠院士仍能清晰地描述整个过程。他说1984—1985年中国政府代表团与默克公司互相考察后，默克公司希望向中国出售乙肝疫苗。在美国，乙肝疫苗需要在半年内分3次注射，费用是100美元，对当时的中国普通家庭来说，这笔支出相当于他们大半年的收入。因此，不可能采取购买方式。后来转为谈判技术转让。当谈及转让重组乙肝疫苗研发技术时，美方提出的价格中国还是难以接受。最后默克提出以700万美元最低价将这项技术提供给中国。这700万美元是用于培训中国工程技术人员赴美学习和派遣默克人员来中国落实实施重组乙肝疫苗研发的费用。1989年9月11日，双方代表达成协议，正式签署合同：由默克提供全套生产工艺、技术和装备设计等，培训中方人员，确保在中国生产出同等质量的疫苗。这样，就开始了选厂址建厂，中方派人员去美国学习，美方派人来华实地指导（包括全套装置设备的维修及保养、生产人员的培训及质量控制的培训等）。特别要指出的是，合同上的转让项目费仅为1美元，默克公司对此项目不收取任何专利费或利润，也不在中国市场出售乙肝疫苗。默克公司巨大的让利，确实是帮助我国实现预防乙肝病毒感染的壮举和善举。有人不解地问默克公司，为什么要这样做？当时的默克公司总裁、首席执行官、董事会主席罗伊瓦·杰洛斯（Roy Vagelos）的答复是："因为这是一件正确的事！我认为这是默克公司在20世纪做的最好决策之一，虽然没有利润，但它有望拯救的生命数量超过了默克曾经做过的任何事。50年后，中国将根除乙肝疾病。"

通过引进默克公司的技术，全国共建有两条生产线，分别在北京与深圳，于1993年分别先后开始试生产。当时的产量是每年每家国产2000万剂疫苗。产出的乙肝疫苗经过我国相关鉴定合格后，在经过诱生抗体效果的考核、阻断母婴传播效果的证实等临床试验后，完全由中国人生产及质量控制的重组乙肝疫苗成功面市了。2000年，国家正式通知全国停用血源乙肝疫苗，全部改用重组乙肝疫苗。至今，重组疫苗的技术已在不断更新。目前，我国使用的重组乙肝疫苗，除了有默克技术的酿酒酵母，还研发了重组汉森酵母疫苗；同时，用CHO哺乳类细胞制备的重组疫苗也已在大量使用。这个过去造福全中国人民的技术转让已达30多年了，记得我国重组乙肝疫苗研发历史的人已不多了。在我们喜悦地宣布我国已摘去乙肝大国帽子时，别忘了为引进重组乙肝疫苗顶住压力而奋斗过的领导及专家们、工程师们，以及为拯救生命而让利的国际友好的企业家。宣传他们过去的历史，不是要贬低我国科学家的贡献，而是要宣传人类生命共同体的理念。医学永远应该为全人类服务，我们应该永远遵循这一崇高的原则。一切为了人民的健康与幸福，我们获得的成果才真正有价值。

第十三章

从中国乙肝病毒株
中找特点

回顾我在教育部/卫健委医学分子病毒室的研究工作，主要可分为乙肝毒株的结构与功能研究和乙肝治疗性疫苗两大块。前者是研究乙肝病毒的特性，后者则是根据病毒特性，提出对策。

对于乙肝病毒的特性，我和我的学生们利用分子生物学技术，结合临床疾病及疫苗预防中的问题，针对中国的病毒株开展了系统的研究。因此，我们采取的标本都是来自我国临床或预防医学单位。我们试图找出一些中国的有特性的毒株。因此，很多工作是合作完成的。没有适合的标本，就不可能开展这项工作。开始，我们仅研究毒株的单一编码区，以后则发展为对每个毒株作全基因组结构分析，构建成 1.2 拷贝长的重组质粒，然后转染细胞，主要观察毒株的复制，表达病毒蛋白的情况。需要时，则组建人工突变株做进一步的功能研究。此外，用质粒做小鼠 DNA 免疫还可了解该毒株的免疫原性，即诱生体液及细胞免疫的能力。单一编码区研究的重点是前-C区的突变，对全基因变异与对乙肝疫苗免疫保护。此外，通过与信息分析单位合作，还从生物信息学角度分析了已有乙肝毒株的数据库，提出了一些新线索。

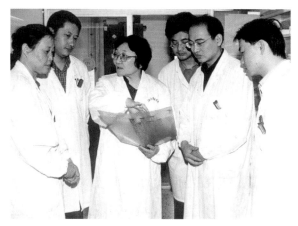

与学生讨论

归纳一下主要的研究内容分为以下四个方面。

一、 乙肝病毒前-C区及C区突变株的研究

临床上，检测的血清乙肝病毒两对半指标，指的是 HBsAg 及其抗体（抗-HBs），e 抗原（HBeAg）及其抗体（抗-HBe），半就是核心抗原（HBcAg）的相应抗体：抗-HBc。乙肝病毒的慢性携带者一开始为 HBsAg 与 HBeAg 双阳性，然后发生两次血

清学转换：首先是 HBeAg 转阴，而抗-HBe 转阳，随后 HBsAg 也转阴，而抗-HBs 转阳。乙肝病毒基因组的克隆与随后的分子生物学研究不但促进大、中包膜蛋白的发现，而且也证明 HBeAg 与 HBcAg 为同一基因编码的相关蛋白。乙肝病毒的核心编码区包括前-C 区及 C 区，均以一个 ATG 密码子开始。HBcAg 为 C 区的翻译产物，在肝细胞内组装成核心颗粒，包装前基因组 RNA 与多聚酶并完成基因组的复制（将 RNA 反转录成 DNA）。此后，核心颗粒与 3 种包膜蛋白相互作用后形成完整病毒颗粒，并释放入血。未被包裹的核心颗粒不能分泌入血，但可诱生抗-HBc。HBeAg 是从整个前-C 区与 C 区翻译产物剪切而来，因而大部分氨基酸序列与 HBcAg 相同。但是 HBeAg 不形成颗粒，是可溶性分泌蛋白，所以可在血液检测中发现。HBeAg 不是完整病毒颗粒的一部分，因而对病毒的感染性不是必需的。临床检测血液中 HBsAg 阳性代表乙肝病毒感染。如果 HBeAg 也阳性，一般代表有乙肝病毒高复制。HBeAg 的消失与抗-HBe 的出现往往伴随病毒血症的大幅缓解。但如果在前-C 区因核苷酸改变（如第 28 位 TAG 终止密码）丧失 HBeAg 编码功能，病毒复制可以继续维持在一个较高的水平。

1989 年，William Carman 首次报道有因前-C 区变异出现

HBeAg 阴性的毒株。1991 左右，我室助教李纪速有机会赴法国里昂（Lyon）Christian Trepo 教授实验室进修。1993 年，她对于前-C 区变异出现 HBeAg 阴性做了分子结构的分析，发现法国乙肝病毒多为 A 或 D 基因型，而我国多为 B 或 C 基因型；A 基因型出现 HBeAg 阴性的毒株率远低于 B、C、D 基因型。据此，自 1994 年我们就启动了分析我国前-C 区变异毒株的研究，发现我国前-C 区变异有 10 种不同类型的变异株，我国不同地区出现该变异株的概率不同，对汉族 446 份血清进行分析，武汉为 50%，海口仅为 9.4%。对抗-HBe 效价进行研究，我们发现变异株与患者抗-HBe 效价高低有关（野毒株与变异株共存者、抗-HBe 效价高者易选择前-C 区变异），初步探讨了慢性感染者出现前-C 区变异株的机制，以及在无症状乙肝病毒感染者及慢性肝炎、肝癌患者中前-C 区变异出现的百分比，发现只有乙肝病毒发展为慢性感染才会出现前-C 区变异株。因此，乙肝病毒携带者中出现前-C 区变异可能是转为慢性感染的早期指标。此外，我们也提供了快速检测该变异株的技术。

现在看来这些研究比较肤浅，但是开启了我们将基础研究与临床结合的第一步。值得一提的是，从李纪速发表的论文开始，我们实验室与 Trepo 的实验室就建立了长期的合作机制。其中最为突出的是，我们向欧共体申请了联合研究乙肝的项目，所有申请的表格填写都由他们办理。经中欧双方批准后又给予了较多的经费支持。他写的申请书是，中国拿3/4的经费，法国只拿1/4。他说："中国刚开始做科研，需要更多的经费。"当科技部看到我们联合申请成功的合作协议十分惊讶，说："你哪里找到这样好的合作伙伴！"此后，我们利用这笔经费做科研，如鱼得水，为实验室购买试剂、召开会议、派人出去合作奠定了基础。实验室先后有两位人员获得了法国的博士学位，还有两位博士后得以去法国进修。由于我们项目的成功，给了我进入欧盟的科研评审机构的机会，连续4年邀请我去评审发展中国家申报的项目。评审委员10人左右，分别来自印度、越南、中国（代表亚洲），还有代表非洲、拉丁美洲的委员。记得还有埃及、巴西等国的评委。会议非常紧凑，仅2天左右。我第一次参加评审，很不适应。我要当场面对几十份申请（没有提前给我看过），看后要立即在会上一一发表评审意见，确定是否给予支持，而且要对分工的每一份申请，讨论后代表整个评委会写上给予或不给予资助的原因。我第一天就累倒了，饭也不吃，头剧烈痛，只想睡觉。会上一律用英语讨论及写评语。我不能给中国的项目特别照顾，但又要为中国项目合理地争取支持。此外，还要会争取同盟军，做好统战与平衡。一般，中印两国最终会各有所得。每次评审后，我都向科技部汇报，并经科技部开会，向准备申请课题的单位介绍该如何写标书等。后来几年，再去评审总算慢慢适应了，到第三至四次去评审就有经验，不怕了，会争取朋友了。我是个微生物学专家，但是评审内容涉及面很广，包括农业如粳米；昆虫业如防蚊；畜牧业如选优种等。我的知识面实在不够，就跟着其他专家们表态了。记得选派我去之前，我的前任是北大的顾孝诚先生，她博学多才，胜任没有问题。她鼓励我说："我对你放心。"老专家的鼓励给了我勇气和力量。4 年后，我卸任了，转由其他中国专家去评审，我感到"好轻松啊"！

二、 乙肝疫苗免疫失败小儿 S 基因突变株的研究

在我国，约有 4%～5% 小儿接种乙肝疫苗后，仍发生了乙肝病毒感染。因此，对于造成乙肝疫苗无效的研究十分重要。默克的酵母乙肝疫苗是 HBsAg 主蛋白，只有 S 区的 226 个氨基酸，不含前-S1 区或前-S2 区。但是一些抗前-S1 或抗前-S2 的抗体也可以中和乙肝病毒的感染性。1990 年，英国学者 Carman 报道在意大利发现一名小儿虽然注射了乙肝疫苗加乙肝免疫球蛋白（简称为被动-主动免疫）但仍感染了乙肝病毒。经过核酸测序，发

现小儿体内存在疫苗逃逸病毒变异株（G145R），即在乙肝病毒 S 功能区的第 145 位从甘氨酸变成了精氨酸。随后，在新加坡、日本、冈比亚和我国在被动-主动免疫婴儿中也发现了 G145R 变异株。当时，G145R 变异株受到了高度关注，G145R 变异株被授予专利，有专家认为应该立即研发针对 G145R 变异株的新型乙肝疫苗。我们在 1994—1995 年与上医附属儿科医院段恕城及朱启镕教授合作，将儿科医院 1988—1991 年保存的 HBsAg‑HBeAg 双阳性母亲仅用血源疫苗 3 针免疫的小儿（6 月龄～5 岁）血清共 340 份进行了检测，结果 42 份血清乙肝病毒为阳性，将 S 片段 "*a*" 决定簇测序，27 份获得了有效的序列，11 份出现了核苷酸的点突变，只有 4 份有氨基酸的改变，其中，只有一份为 G145R 变异株，其他 3 份为 126 位氨基酸的变异，另有一份为 129 位由组氨酸变为亮氨酸（H129L）的毒株。由于 H129L 仅在我国发现，我们对其特性进行了分析。由于该毒株并未失去与抗‑HBs 的亲和力，我们用 DNA 免疫在小鼠中研究了其免疫原性，发现 H129L 对动物的体液和细胞免疫原性大大降低了，提出了对变异毒株不仅要做体外的序列功能分析，还要研究体内功能研究的重要性。

当时，根据结合临床标本的研究显示，至少在我国疫苗免疫失败的患儿中，G145R 变异株不是主要的原因。至于应用乙肝免疫球蛋白联合疫苗免疫是否会选择出 G145R 变异株，在全世界的统计中，没有得到证实。反而由于疫苗免疫的成功，乙肝病毒母婴传播得以阻断，最终 G145R 变异株没有得到广泛传播。目前的乙肝疫苗也不需要更改。

对于如何有效地阻断乙肝病毒的母婴传播，时至今日仍是需要重视的重要问题。因为乙肝病毒母婴传播不同于横向传播，引起的是往往是慢性乙肝。2018 年 12 月，在广州召开的乙肝病毒母婴传播会议上，综合国内外发表的母婴垂直传播率（宫内感染率）平均为 15.7%，我们早年报道为 8%，会上对 150 名胎宫胎内感染率的研究发现也是 8%，但是如果母亲 HBeAg 阳性，外周血白细胞内有闭环型乙肝病毒 DNA（cccDNA，为病毒转录的模版），则造成胎内感染的概率高。会上对是否要给 HBsAg/HBeAg 双阳性母亲抗病毒治疗等问题做了研究，但是没有对病毒变异或 G145R 变异株做任何讨论，说明母婴传播依然是热点，但对 G145R 变异株的恐惧和热情早已消失了。

三、 乙肝病毒聚合酶变异与复制

乙肝病毒基因组中最长的编码区就是聚合酶基因，它与包膜编码区完全重叠，仅部分与 X 及 C 基因重叠。聚合酶蛋白由 652

个氨基酸组成，根据功能由氨基末端起始分别为 TP（末端蛋白）、spacer（间隔区）、RT（reverse transcriptase，反转录酶）和 RNase H（RNA酶）。TP 可以共价键式连接负链 RNA 启动反转录过程，Spacer 没有重要功能；RT 起反转录作用，而 RNase H 则降解 DNA‐RNA 杂合体中的 RNA。与艾滋病毒很相似，乙肝病毒的复制过程非常复杂，需经过启动、互补序列的转位与最终合成新的 DNA 分子。由于乙肝病毒的聚合酶分子结构与人类免疫缺陷病毒（human immunodeficiency virus, HIV，又称艾滋病毒）相似，但乙肝病毒的聚合酶尚未能通过晶体解析其结构。所以，科技界均以 HIV 的 RT 结构模拟乙肝病毒的 RT。基于 RT 中的 YMDD 氨基酸部分，以后开发了多种抑制 HIV 复制的药物，如拉米夫定、恩替卡韦。但是，当时还没有针对乙肝病毒聚合酶 P 中其他位点的药物。我们开始从我国临床标本中寻找线索。

1999 年底，我们从乙肝病毒全基因组结构与功能研究的标本中，克隆测序后发现有两株乙肝毒株♯56 和♯2‐18，分别来自两名不同的患者。♯56 和♯2‐18 均为 B 基因型，基因组长度相同，但是在转染 HepG2 细胞后，♯56 复制很快，而♯2‐18 复制很慢。为了探索两株聚合酶（P）基因是否有不同，当时的博士生林旭（现任福建医科大学校长）做了非常艰苦又细致的工作，不仅分别用全基因克隆技术对比了两株病毒 *P* 基因置换，改变了复制的变化，他还分别用 TP、Spacer、RT、RNase 置换，并在细胞中对置换体——考核它们的复制功能，最后发现了在 RNase 第 652 位氨基酸从脯氨酸变为了丝氨酸（P652S），显著提高了病毒的复制能力。经过与结构生物学学专家丁建平合作，参照 HIV P 结构作推测分析，P652 位氨基酸是处于手掌拇指部分两个 α 螺旋之间。分析 P652S，由于 652 位脯氨酸（P）变为了丝氨酸（S），这一部位原来 P 较刚硬，对酶的复制可能有抑制作用，改为 S 较柔软，则抑制作用降低而病毒可快速复制。2001 年这一工作，发表于 *Journal of Virology*，林旭因此获得了教育部的优秀论文奖。

对 *P* 基因变异体的研究原本希望能开辟对乙肝病毒除 RT 以外（如 RNase H）作为新药靶点的研究领域，但遗憾的是，这一理想并未实现（最近，已有以 RNase H 为药靶的研究论文）。虽然我们不是从解析结构入手做研究，而是从临床标本开始，用的是病毒分子生物学实验技术，但是加上结构生物学的协同则更有创新性。希望这一从临床标本中寻找抗病毒药物靶点的技术路线，在今后药物设计中能得到进一步的发展。

四、 肝癌中乙肝病毒变异株的研究

据统计，慢性乙肝病毒感染者中有部分可发展为肝纤维化，最终可发展为肝癌。肝癌的发生、发展机制众多，但是我国肝癌患者中有 80% 为乙肝病毒指标阳性。为了揭示乙肝病毒在我国肝癌发生、发展中的作用，2001—2022 年在乙肝病毒全基因组研究较早的时候，我们对我国肝癌病毒组织中通过病毒全基因组进行了结构与功能分析，试图了解病毒在肝癌中的变异或变迁。首先，通过与上海市肿瘤研究所合作，对 6 份有病毒复制的肝癌组织做乙肝病毒全基因组克隆测序并转染细胞，了解其复制与表达病毒蛋白的研究，发现 5/6 份病毒有较高的复制能力。所有毒株均有一至多处在 T 辅助细胞或 B 细胞表位出现了变异。6 份标本中 57% 的变异"热点"在 PreS/S 编码区和 80% 的变异"热点"在 C 编码区中预测为 T 辅助细胞或 B 细胞表位。我们推测，这些位点的变异可能有利于病毒逃逸免疫控制机制，加上病毒高度复制，从而容易发生病毒感染慢性化，并与发展为肝癌有关。此外，由于核心启动子 A1764T 与 G1766A 双突变以及前 C 区 28 位终止密码（G1896A）的"热点"变异，可能更支持了肝组织损伤与肝癌的发生与发展的关系。此外，由于前 - S2 区的起始密码子突变及前-S2区的缺失，不表达中蛋白或大、中蛋白缺失前-S2区编码的氨基酸，而大蛋白的过度表达，都可能促进肝癌的发生与发展。

之后，我们获得了一份很珍贵的材料。一名男性HBsAg慢性肝炎患者，4年后发展为肝癌。通过对他癌前血液标本及癌发生后的血液、癌组织手术切除的组织标本等，用乙肝病毒全基因组组建了11个克隆，通过对其结构与功能研究发现，全部克隆都有A1764T/G1766A以及前-C区G1896A终止密码，说明这些变异是从癌前持续至癌发生，非常稳定，有一定预测的价值。至于其他功能区内的变异，虽然都有所发现，但没有规律性。

当时，国际上一般都认为肝癌组织中乙肝病毒较少复制而多数为整合型。为何在我国，一些肝癌中病毒还持续复制？塞内加尔的乙肝病毒感染者中，30岁以后病毒就很少复制，发生肝癌者不多；但是，我国乙肝病毒感染者30岁后病毒却继续复制。为了揭示肝癌中病毒持续复制的机制，在对肝癌中的病毒变异体进一步研究后，2008年发现了我国肝癌患者癌组织中存在一种双重变异剪切体（double-spliced variant）可以助长病毒的复制，部分解释了肝癌中病毒持续复制的机制。

为了将关口前移，我们对乙肝病毒无症状携带者、慢性肝炎及肝硬化共 136 名患者血清中核心启动子 A1764T/G1766A、前-C区 28 位终止密码变异与前-S2 缺失变异进行了比较，试图发现哪一变异与肝病的发展有关。结果在成功测序的标本中，携带者组仅 3/16 有核心启动子基因变异，未发现其他两种变异；在慢性肝炎组中则 19/26 有核心启动子基因变异，同时 8/26 有前-C区 28 位终止密码子突变；肝硬化组则 16/18 有核心启动子基因变异，8/18 有前-C区终止密码子突变。经统计学分析，同时结合肝穿刺组织病理学报告，综合判断，认为核心启动子变异加前-C区 28 位终止密码变异是肝病发展的重要指标。由于本研究病例较少，因此发现的价值有限。但是结果提示，通过对乙肝病毒核心启动子与前-C区 28 位终止密码子变异的检测，了解慢性乙肝病毒携带者及感染者的病情进展，可以早期预防肝硬化甚至肝癌。现在已有抑制乙肝病毒复制的多种核苷类药物，通过抗病毒治疗预防肝癌也是一项有效的手段。对于这些发现，我们曾咨询过是否可以开展对有关乙肝病毒的变异热点筛选，作为肝癌发生的预警标志物，但是被告知很难。因为要在患者中从肝炎、长期随访肝硬化、肝癌的发生与病毒的热点变异关系进行纵向观察，耗时过长，需要经费过多。如果仅凭横向观察，从肝炎、肝硬化及肝癌患者的血清中对乙肝热点相关性的分析结果，申请作为预警指标，不够完善，则不会被批准。因此，这些成果无法被应用。

回顾自 1993—2010 年，我室的团队，包括教师、研究生、进修生及技术人员等通过与临床医师及信息学专家们合作，对我国的一些乙肝病毒变异株进行了解析，虽然没有取得亮眼的成绩，但是研究的重要结果都已在国际杂志上发表，可供国内外学者参考。这些科研工作除了是由国内基金支持外，很大部分来自欧共体、美中医学基金会等。通过努力研究这些突变株的基因序列及在细胞中复制与表达蛋白以了解变异株的功能，我们积累了一些我国乙肝毒株有意义的生物学特性及与疾病的关系。这些研究结果是我们实验室团队在国际舞台上的一份贡献。

基于中国自己的资源开展科研，是我们开展科研的主要理念，希望这些研究能有针对性地为控制我国的疾病服务。我在 20世纪 90 年代制订的实验室格言是——"科研的核心是创新，科研的态度是求实，科研的道路是勤奋，科研的目的是为人民"。这是我们从事科研的初衷。通过积累对中国乙肝毒株的研究，希望在中国乙肝病毒毒株中发现有价值的资料，为解除人民的疾苦服务，希望能不辱使命。

第十四章

从乙肝表面抗原的两面性切入

乙肝病毒在整个病毒的领域中有一个独特的生物学特性，即除了释放内含核心颗粒的完整病毒颗粒（又称为 Dane 颗粒；42 nm），还会产生大量无内在核心颗粒及核酸的乙肝表面抗原（HBsAg），即亚病毒颗粒。而任何其他病毒的包膜蛋白均不会单独释放出来。在电子显微镜下，HBsAg 呈现为大量形态均一的直径约为 22 nm 的球形颗粒及由球形颗粒连成的柱状物。HBsAg 是由病毒的包膜蛋白（主要是仅含 S 区的小蛋白）及宿主细胞来源的脂质组成，存在于乙肝病毒感染者的血液中。HBsAg 在血液中的浓度最高可达到 10^{12}/mL。这是因为亚病毒颗粒远远超过完整病毒颗粒本身，是后者的 10 000～1 000 000 倍。在常规核酸杂交技术测不到乙肝病毒 DNA 的情况下，HBsAg 仍然存在于血液中，所以，筛查是否有乙肝病毒感染，测 HBsAg 更为敏感。如此大量的血源 HBsAg 曾在过去用于制备血源乙肝预防疫苗。HBsAg 有很强的抗原性，给正常人注射，可以产生抗-HBs 抗体。后者阻止完整乙肝病毒颗粒与肝细胞表面的低亲和力受体结合，从而防止感染。但是在感染者中，HBsAg是最难清除的病毒抗原。一般患者血清中核心抗体（抗-HBc）出现得最早，然后是HBeAg的消失与抗-HBe的出现（HBeAg的血清学转换），最终才是HBsAg的消失与随后抗-HBs抗体的出现（HBsAg的血清学转换）。至今，虽然在病毒载量很低的少数乙肝患者中，经过较长期应用抑制乙肝病毒复制的药物，血液中的HBsAg可以不被测出，甚至可转为阴性，但是在这些患者中几乎很少能出现抗-HBs，显示真正的治愈。鉴于乙肝病毒在患者中难以被清除而被治愈的特点，国际学术界退而求其次，提出了"功能性治愈"，即血液HBsAg阴性，伴有或不伴有出现抗-HBs的指标。因此，HBsAg具有非常特殊的两面性，即在正常人中具有诱生抗体的免疫原性，在感染者中持续存在难以被清除的持续性（作为免疫耐受原）。由于HBsAg具有免疫原性与耐受原性截然不同的两面性，因此，我们在研究如何清除HBsAg的全程思考中，始终考虑是否可以用不同技术利用HBsAg的免疫原性来逆转其持续性。

一、 HBsAg与前-S区选择哪一个

编码乙肝病毒包膜抗原的基因有3个翻译起始密码子，将该

基因分割成前- S1 区、前- S2 区及 S 区。小 HBsAg 蛋白（又被称为主蛋白）只含 226 个氨基酸的 S 区；中 HBsAg 蛋白（简称中蛋白）比小蛋白多出 55 个氨基酸的前- S2 多肽；大 HBsAg 蛋白（简称大蛋白）则比中蛋白多出 119 个氨基酸的前- S1 多肽。20 nm 的小球形颗粒只有小蛋白与中蛋白，而柱状颗粒与完整病毒颗粒则还有大蛋白。这些不同大小形态的颗粒有什么功能呢？如何考虑它们在导致乙肝病毒持续感染中的作用呢？1980 年左右，国际学界出现了检测 Dane 抗体的报道，我们随之也建立了用放射免疫沉淀法检测了少数乙肝患者，仅有个别患者可检出少量 Dane 抗体，不同于抗- HBs、抗- HBe 或抗- HBc，但其并没有临床诊断或预测预后的价值。

　　1990—1992 年出现了对前- S1 区和前- S2 区肽的研究与评价。我们就用肽加佐剂免疫动物制备了抗前- S1 区和抗前- S2 区肽的血清，用于检测相应的抗原。当时已发现前- S1 区与乙肝病毒吸附于靶细胞有关（现在我国学者李文辉已找到了前- S1 区的受体，在乙肝病毒感染做出了卓越的贡献）。此外，前- S1 区与前- S2 区抗体还有对病毒的中和作用。但是，我们用前- S 区抗体与乙肝病毒感染者病毒蛋白作免疫印迹研究，在代表小球形颗粒的主蛋白与柱形颗粒的中蛋白中，没有发现前- S1 区，在大颗粒蛋白中含量也较少。对于前-S2区肽，我们也获得了相应的抗体。早期报道前-S2区可辅助乙肝病毒吸附于靶细胞，并可以参加中和抗体的作用。我们用这一抗体检测，发现前-S2区与病毒复制高度相关，28例乙肝患者乙肝病毒DNA血清中有25例前-S2区阳性（96.2%）。77例HBeAg阳性患者，用酶联免疫吸附试验（ELISA）检测发现74例血清前-S2区阳性（96.1%）。但是59例HBeAg阴性者的前-S2区阳性也可达50%。41例抗-HBe阳性者中，血清前-S2区阳性20例（48.7%）。因此，前-S2区并不是可以取代检测HBeAg的好指标。前-S区只是病毒表面抗原的辅助因素，不是清除HBsAg的选择对象。

二、 选择切入点：哪个可以打破免疫耐受？ HBsAg，还是HBcAg

在针对慢性乙肝治疗的研究中，除了研究抗乙肝病毒药物外，20世纪80年代初，国际学术界开始出现了慢性乙肝患者是由于免疫耐受而不能清除病毒的观点。因此，试图从打破免疫耐受入手来开辟新的治疗途径，成为了可探索的一个领域。为打破或逆转免疫耐受，一般都考虑用特异性免疫治疗。根据乙肝病毒表达的抗原，可以选择的是HBsAg或HBcAg。由于HBcAg可以大量在大肠埃希菌中表达、HBcAg 表位的多肽证明其有免疫原性，加上当时认为对乙肝病毒的免疫耐受是由 HBeAg 经过胎盘进入胎儿所致；HBeAg 又是可溶性蛋白，其结构是经过修饰的 HBcAg。所以，国外学者多以 HBcAg 为研究逆转免疫耐受的对象。其中，美国学者 Frank Chisari 发现 HBcAg 有一段多肽有较强的免疫原性，曾投入大量资金合成 HBcAg 的表位多肽，并且以此多肽进行了临床研究。虽然用该肽段免疫患者后，患者出现了对该肽段的细胞免疫应答，但没有对治疗慢性乙肝患者产生任何效应。此后，有许多学者通过计算机分析找出多种合成肽表位，或试图用新的佐剂以提高 HBcAg 肽段的免疫原性，但也未能逆转免疫耐受。因此，单用 HBcAg 作为治疗慢性乙肝患者，没有成功的报道。

一开始我们就以 HBsAg 为主攻方向。具体原因如下。

(1) HBsAg 在正常人中显示有很强的免疫原性。

(2) 在慢性感染者中没有测及 HBsAg 的抗体；相反，慢性感染者中可以有抗‑HBc 或抗‑HBe，说明慢性肝炎患者仍有对 HBcAg 的免疫应答。所以，慢性乙肝患者并不是对 HBcAg 产生免疫耐受。因此，可以认为慢性乙肝患者存在的是对 HBsAg 的免疫耐受。

（3）慢性乙肝患者体内有大量的 HBsAg，持续地构成免疫耐受的体内环境。现有核苷类似物药物只能抑制病毒的 DNA 复制，但不能抑制 mRNA 转录与蛋白翻译（HBsAg 的产生）。所以，免疫治疗的对象应以针对 HBsAg 为主。

（4）尽管免疫耐受部分是可以通过胎内感染而难以逆转（我们的数据为 8% 左右），但是胎内感染者为数不多。因此，多数非胎内感染者可能会对用 HBsAg 作为逆转免疫耐受的抗原产生应答。

因此，我们面临的关键问题是如何改造 HBsAg，使患者从对 HBsAg 免疫耐受转化为免疫应答。

三、 HBsAg 的致病性

关于乙肝病毒的致病机制，已经明确乙肝病毒不是溶细胞性病毒，即乙肝病毒不直接破坏感染的细胞。可能是通过其他机制，如免疫损伤机制造成病变。为了重点探讨 HBsAg 的致病机制，我们实验室分别从两条路线开展了研究。一条是以重组表达的 HBsAg 研究对乙肝患者免疫细胞系统的作用，另一条是建立重组表达 HBsAg 的细胞及动物模型，观察其中的异常变化，探索如何逆转 HbsAg 的途径。

通过第一条路线的研究，我们实验室袁正宏团队于 2008 年已报道 HBsAg 可下调慢性乙肝病毒感染者外周血单个核细胞上的重要组分 TLR2 及 TLR4 的表达；2009 年、2012 年，他们分别进一步发现 HBsAg 可抑制树突细胞产生干扰素的详细机制；2013 年，还报道了 HBsAg 特异性地抑制细胞因子白细胞介素 - 12（IL - 12）产生的通路，而 IL - 12 被认为是整体免疫的"乐队指挥师"。这些机制的研究对优选免疫治疗策略很有帮助。2015 年，他们开始进入了慢性乙肝患者特异性 CD8T 细胞失激活的机制研究，报道了 HBsAg 通过抑制信号转导反馈的机制抑制了针对乙肝病毒 T 细胞的激活。2022 年，又发现了外周血的 HBsAg 是受到

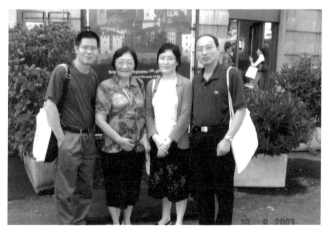

与童舒平（左一）、李纪速（右二）、袁正宏（右一）在国际会议上合影

单核髓抑制细胞调控。当外周血的 HBsAg 进入胸腺中，可以促进 HBsAg 特异细胞 CD8 细胞的死亡。还发现，这一作用在儿童中比成年人更为明显，为尽早给乙肝感染儿童抗病毒治疗的重要性提供了理论基础。

第二条路线是用已知基因组序列的乙肝毒株分别组建了表达 HBsAg 的转基因鼠系及相应的细胞株，同时以未转染的同一品系动物与细胞株作为对照来研究 HBsAg 的致病性。自 2006—2010 年，通过用蛋白质组学、转录体组学及基因芯片的技术等，发现

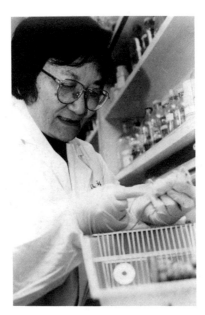

在做小鼠实验

了在动物和细胞模型中 HBsAg 可促进亲环素 A（cyclophilin A）向胞外分泌，从而可以吸引炎症因子聚集在细胞周围，损伤肝细胞，而应用相应抗体可以有效地抑制炎症反应。此外，还发现了持续分泌 HBsAg 可增加胆固醇的合成，糖酵解途径被抑制，导致糖原生成增加的作用。由于机体的物质和能量代谢改变后，可造成体内微环境失调，极易受到外加因子影响而发生代谢性疾病。HBsAg 还可致细胞内 GRP78 等一系列胞内细胞凋亡蛋白的变化，促进细胞凋亡。HBsAg 还可通过转录因子淋巴样细胞增强因子（LEF1）通过激活 Wnt（一种富含半胱氨酸的分泌糖蛋白。所有的 Wnt 信号传送蛋白质与棕榈酰化有关系）通路，有利于肝癌的发生。

这些发现加深了我们对 HBsAg 致病性的认识，也强化了我们对以 HBsAg 为免疫治疗靶点的观点。

四、 动物模型的选择

由于人乙肝病毒不能感染动物，所以，20 世纪 80 年代研究乙肝的动物模型均以动物天然感染同一病毒（即嗜肝 DNA 病毒，hepadnaviridae）作为动物模型。其中最昂贵，但又能感染人乙肝病毒的是黑猩猩。其他则为土拨鼠及鸭，它们都有各自的乙肝病毒（WHV 与 DHBV）。土拨鼠是哺乳类动物，比较接近人，但是价格也不便宜，需要专门的饲养与繁殖技术。鸭是禽类，虽然与人差别较大，但是我国鸭的来源很丰富。饲养鸭，不仅可提供肉鸭，还可提供鸭蛋、鸭绒等很多副产品。我们认为，虽然鸭乙肝离人乙肝有很大的差距，但是从病毒的基因组结构来看却比较相似，鸭乙肝病毒（DHBV）基因组除了没有 X 区，也有编码表面抗原区、核心抗原区与聚合酶，基本可以考虑作为当时建立为乙肝免疫耐受的动物模型。

但是，作为动物模型必须要选比较纯的动物品种。1984—1985 年我们请教了上海畜牧兽医研究所，对国内的 7 个鸭种进行了筛选，了解各个鸭种感染 DHBV 的状况，结果发现由英国引进的樱桃谷鸭，几乎没有受到 DHBV 感染，而麻鸭感染率最高。为了建立合格的 DHBV 感染动物模型，Purcell 还提醒我说要有足量的血源 DHBV 库，不要随便更改病毒源。所以，我们采集了大量的麻鸭 DHBV 阳性血，滴定了病毒效价后，作为感染的病毒源，并选择樱桃谷鸭作为感染模型。

当时，国内外已应用鸭乙肝动物模型作为研究抗乙肝病毒药物的研究，但是没有对鸭乙肝动物模型做过免疫学的研究。我们认识到禽类的免疫系统与人类大不相同，所以避开了对免疫系统的研究而直接从免疫应答切入，以建立对 DHBV 免疫耐受模型的判断与分析。我们通过重组表达、制备免疫血清等方法分别建立了检测鸭乙肝病毒表面抗原及抗体（DHBsAg，抗‐DHBs）及核心抗体（抗‐DHBc）的自制试剂。同时还建立了快速检测 DHBV DNA 的半点杂交技术。

在美国等科学家提出要抢占科技据高起点、高科技的"曼哈顿计划"后，1986 年，我国王淦昌等三位大师向国家提出我国也要启动建立高科技计划，后来被称为"863 计划"。在侯云德教授组建生物医学高科技计划时，要求有所创新的鼓励下，我们递交了"建立乙肝免疫耐受动物模型及逆转免疫耐受途径的研究"的项目申请。在答辩时，有专家问我是否有产品，我回答说只是在建立模型，哪会有产品？但是由于当时国内外都没有类似研究，专家组认为有创新性，批准给我 5 年 100 万元的科研经费。在当时，100 万元数目是十分巨大的；我们特别受到鼓舞，同时也压力巨大，兢兢业业地努力开始以鸭乙肝建立免疫耐受模型。经过无数次的研究，发现只有在给刚出壳一日龄的幼鸭，注入 DHBV 阳性血清才可能建立类似人幼龄感染乙肝的免疫耐受物模型。然后，对 DHBV 阳性鸭要随访 8 周，选择持续 DHBV DNA 阳性、DHBsAg 阳性但抗‐DHBs 均需阴性，即持续病毒及表面抗原阳性，构成了类似人婴儿期感染状态的免疫耐受鸭，才可用于做进一步实验。在早期试验中，对选用的鸭还进行了对无关细菌是否产生抗体的实验，从而确定鸭是特异的只对 DHBV 产生免疫耐受，而不是普遍的免疫低下。由此，我们在国内外没有先例的情况下建立了可以使用的鸭乙肝免疫耐受动物模型。

建立国内可以应用的 DHBsAg 耐受的动物模型是个创举。我们应用这一模型研究逆转对病毒表面抗原的实验结果，都一一在国际杂志上发表。记得在 2000 年，伦敦召开三年一次的国际肝炎大会上，我们以墙报的形式提交了鸭乙肝逆转免疫耐受的实验结果，发现法国著名专家 Tiollais 居然特地来看了我们的墙报。后来才知道，巴斯德所正在以含有前- S2 区的 HBsAg（即中包膜蛋白）作为逆转慢性乙肝免疫耐受的转基因鼠的工作，与我们的设想相似。虽然当年我们的实验用的是鸭乙肝动物模型，与当时国际通用的转基因鼠不同，但是选择用改造过的 HBsAg 来逆转对 HBsAg 的免疫耐受性思路却是相似的。"条条道路通罗马"。从此，我们继续坚持将 HBsAg 作为主攻方向不动摇。

第十五章

踏上治疗性疫苗
的长征路

根据我以前的免疫学基础，为了集中力量研究乙肝，从 1995
年起，我就将研究重点选定为慢性乙肝患者的免疫治疗。免疫治
疗可分为主动免疫治疗与被动免疫治疗两大类。前者的目的是通
过治疗调动患者自身的特异性免疫功能，达到清除乙肝病毒的效
果；后者则是通过提供外来的体液或细胞免疫来清除乙肝病毒。
前者的难度较大，但效果应该是比较持久的，而后者的难度较
小，但效果比较短暂。权衡后，我们决定选择探索主动免疫的策
略。为了逆转对 HBsAg 的免疫耐受，我们选择从改造 HBsAg 入
手，试图使 HbsAg 从耐受原变为有效的抗原。目的是使对 HBsAg
耐受的机体转为对 HBsAg 的识别而产生有效的免疫应答。具体的
目标就是要使慢性乙肝患者产生抗 - HBs 及（或）针对表达
HBsAg 的杀伤性 T 细胞，或起类似作用的细胞因子。虽然在 1986
年左右国际上多数学者选择 HBcAg 为治疗慢性乙肝对象时，法
国巴斯德研究所也是选择了 HBsAg 为治疗对象，开启了以前 - S2

－HBsAg 治疗性疫苗的研发途径。他们认为重组表达的前－S2－HBsAg 有很强的免疫原性，可能激发慢性乙肝患者有效的免疫而治愈患者。我们则探讨了数种不同激发机体产生针对 HBsAg 免疫应答的途径。

一、 痘苗病毒表达 DHBsAg 治疗的尝试

我们首先与中科院汪垣研究员合作，用重组表达 DHBsAg 的痘苗病毒天坛毒株免疫注射已建立免疫耐受的鸭子，共计 2 次皮内多点注射，定期采血观察 DHBsAg 及抗－DHBs 情况。每次免疫后鸭的 DHBsAg 均升高，因为毒株在体内产生了 DHBsAg，以后则 DHBsAg 下降 50%，但并未测及抗－DHBs。结果说明采用重组活痘苗病毒表达 DHBsAg 以治疗鸭子的免疫耐受性无效。

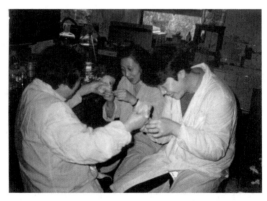

用出壳鸭做实验

二、 合成肽加佐剂的策略

在对免疫原性的分析报道中，发现有些肽段相比完整的抗原具有更强的免疫原性。所以，我们对 DHB 前－S/DHBs 的肽段分别做了亲水性－疏水性分析，合成了 4 个肽段，最后发现，P125～146 肽段的免疫原性最强，并以此与破伤风类毒素交联组成免疫原治疗免疫耐受鸭。注射 3 针后，3/4 鸭 DHBV DNA 为阴性或明显下降，1/4 仅注射破伤风类毒素的鸭也发生 DHBV DNA 转阴。多次注射后，动物产生了对破伤风类毒素的抗体，失去了对肽的免疫应答。虽然我们后来将破伤风类毒素改为用其表位多肽 TT830，结果合成的肽段失去了降低 DHBV DNA 的作用。所有实验均未发生对 DHBsAg 或 DHBV 前－S 的任何影响。由此可见，合成肽作为免疫治疗不够强，效果有限。合成肽只是一种分析免疫表位的好工具。

三、 从病毒持续性感染中寻找启示

我们认为慢性乙肝是属于病毒持续性感染的范畴，因此关注了病毒持续性感染的共同规律。在寻找文献后，发现多数文章揭示了众多持续感染的发生机制，其中比较重要的机制是机体对特异耐受原的识别障碍、有效抗原呈递功能的缺失及不出现针对病毒的 CD8 杀伤性细胞。但是纠正这些问题的途径发表的实验报告很少。1991 年，在国外病毒学杂志上发表了苏格兰学者 RE Randall 的一篇报道，用固相基质抗原抗体复合物（solid matrix antigen antibody complex, SMAAC）免疫，有效地治疗了一种呼吸道感染副黏病毒 SV5 的持续感染小鼠。这是一个治疗病毒持续感染的新途径。论文报道的这一技术是用金黄色葡萄球菌 Cowan I 为载体，先用抗- SV5 吸附于其表面的 IgG 受体，然后再加入 SV5 抗原，形成了固相抗原-抗体复合物。文章报道以此固相抗原抗体复合物免疫持续感染 SV5 的小鼠，可以清除小鼠肺部持续感染的病毒，小鼠还可产生相应的抗体及特异性 CD8 杀伤性细胞免疫。SMAAC 的作用机制为，SMAAC 的颗粒大小适合被抗原呈递细胞所捕获、抗体的 Fc 端与细菌表面结合，Fab 端可以结合病毒从而有利于复合物被免疫细胞所识别与加工。此外，还发现 SMAAC 可激活补体系统。当时我很兴奋，专门去了苏格兰爱丁堡 St. Andrews 大学 Randall 的实验室，探讨了他的思路与技术，包括如何吸附抗体及抗原的详细步骤。他非常友好，还请我与他母亲共进晚餐。回国后，在国家"863 计划"的支持下，我们就开始了用葡萄球菌 DHBsAg -抗 DHBs 组建 SMAAC 的技术，然后在已建立的耐受鸭模型中评价其效果。

　　1993 年，在我们发表的第一批小型实验中，共用了 14 只耐受鸭，7 只用 SMAAC 加 Freund 完全佐剂每 3 周免疫一次，共 3次；另 7 只单用 Freund 完全佐剂免疫相同次数。结果用 SMAAC加 Freund 完全佐剂免疫后，3/7 耐受鸭的 DHBsAg 转为阴性，2/7 转为弱阳性，5 只中 4 只出现了抗- DHBs，其他 2 只无变化。单用 Freund 完全佐剂免疫鸭 DHBsAg 全部仍为阳性。此间，Randall 又报道可用铝佐剂取代 Freund 完全佐剂 SMAAC 对猴病毒- 5（SV5）仍有治疗效果，跳过了 Freund 完全佐剂不可用于人的障碍，更激励我们研究 SMACA 的兴趣。此后，我们在 33 只耐受鸭中进一步重复了 SMAAC 逆转免疫耐受的实验，并增加了更多的对照组。1994 年发表的结果显示，注射 3 次 SMAAC 后，DHBV DNA 的转阴率为 $60.0\% \sim 71.4\%$，DHBsAg 的转阴率为 $42.8\% \sim 60\%$。虽然我们成功地用模型证明了 SMAAC 有逆转免疫耐受的作用，但是使用的检测方法是斑点杂交和 ELISA，缺乏定量的精细性；在实验中没有对鸭肝脏内的 DHBV 与 DHBsAg 作进一步分析，加上鸭是禽类，很难对其进行进一步免疫学的研究。现在回头看看，虽然实验技术还是有一定的缺陷，但意外的是，在诸多包括单用 SM、SMDHBs、SM 抗- DHBs 及单用 Freund

完全佐剂的对照组中，耐受鸭均没有出现任何改变，只有单用 DHBs + 抗- DHBs 的对照组也出现了有 30% 的鸭 DHBV DNA/ DHBsAg 转阴。对此，我们对此项发现进行了专利申请。从而走上了以抗原-抗体复合物逆转免疫耐受的治疗道路。

四、 抗原-抗体复合物的利与弊

医学领域中提到抗原-抗体复合物都是把它归属于第Ⅲ型变态反应。复合物可以沉积在小血管内，引起炎症，形成局部或全身病变。但是它是否也具有其他特性可被利用呢？追索至 1959—1960 年，Terres 就曾报道，当组建抗原-抗体复合物时在抗原量略高于结合最适比例时，可以显著增强抗原产生抗体的量。更激励我们的是，Chang 等在 1986 年左右发表了一系列文章，报道了在体外对 HBsAg 的 T 细胞克隆加入针对 HBsAg 的单克隆抗体，可以刺激 T 细胞克隆呈现对数级的增值并增加产生特异性的干扰素 γ（IFN- γ）。同时，在人类免疫缺陷病毒（HIV）的研究中，也发现用糖蛋白 120（GP120）的肽段加相应的抗体可以更有效地激活患者的 CD4 T 细胞。畜牧业最先开展了利用抗原-抗体复合物制作疫苗预防禽类的传染病。据此我们提出了免疫原性抗原-抗体复合物（immunogenic immune complex, IC）的概念，并列出了 IC 与引起第Ⅲ型变态反应抗原-抗体复合物的区别。最主要的是，前者是按照一定比例在体外组成后，作为免疫原注射机体使之产生免疫应答，与体内形成的复合物造成病理学损伤根本不同。

1994 年，我们发表了用人乙肝疫苗 HBsAg 加上人用高效价乙肝免疫球蛋白（HBIG）组建 IC 免疫小鼠的初步研究，发现可以诱生抗体及刺激脾细胞增殖。但是因为人抗体的 Fc 段不能被鼠的免疫细胞所识别，其作用仅是组成的聚合物所致。此后，为了在鼠中做实验，我们专门免疫小鼠，组建鼠的 IC。这段时间有两件事值得记载，一是，当年加拿大学者 Heather Davis，要我去她的实验室，在那里重复我用 IC 增强免疫应答的实验。我去了加拿大后，在她的实验室完全重复了 IC 的结果，不仅取得了信任，并奠定了今后合作的基础。另一件是为了考核 IC 能否逆转 HBsAg 阳性转基因鼠的免疫耐受，我们试图进口 Jackson 公司 HBsAg 阳性的转基因鼠，但是该公司拒绝卖给我们。香港大学吴文瀚教授当即鼎力相助，出资买了一批该公司的 HBsAg 阳性转基因鼠，请我们派人去香港，在他的实验室做实验，还请郑伯健副教授参与实验及结果分析。非常有价值的是，IC 确实在小鼠中清除了血液中的 HBsAg，并且还产生了抗‐HBs。对这些完成治疗后小鼠的肝脏进行免疫病理学染色，用 IC 治疗的小鼠肝脏中 HBsAg 有所减少，但不很明显。由于当时我们已发现，如果以带有重组 HBs 基因质粒的 DNA 替代铝佐剂加上 IC，可更有效地激活免疫系统，所以用这一治疗的转基因鼠肝脏内的 HBsAg 也大大降低。这次与香港大学的合作，获得了关键性的结果。吴教授的支持和友谊，我们至今铭记在心。

不久，IC 机制的研究也有所发展。随着 2006 年美国学者 Jeffrey Ravetch 解析了抗体 Fc 段的各类受体，以及学者们对 Fc 功能的多维度分析，为 IC 的免疫机制提供了飞速发展的空间。其中包括加强抗原的摄入、通过交叉呈递（cross presentation）机制和 CD4 细胞免疫激活 CD8 细胞免疫、IC 作为类似佐剂可直接调控树突细胞等的研究，也促进了我们将 IC 转化为治疗人慢性乙肝制剂的思路。

我们开始推进了用乙肝疫苗的 HBsAg 加 HBIG 合成人用的 IC。鉴于这两种制品都是已经应用多年、成熟的生物制品，我们天真地认为获批进入临床研发难度不会太大。根据当时的情况，我们在自己使用这一制剂证实无害的情况下，在患者中进行了临床评价。1995 年，我们报道了与上海生物制品所合作，用血源乙肝疫苗的 HBsAg 加 HBIG 组成的 IC，与华山医院邬祥惠、张清波医生，以及中山医院胡德昌医生合作给 14 名慢性乙肝患者注射 3 针治疗，结果其中 9 名患者血清乙肝病毒 DNA 转为阴性，转阴的患者均有血清转氨酶的短暂升高，以后恢复正常。随访 6 个月，其中 6 人 HBeAg 转阴，2 人出现了抗- HBe，但均仍为 HBsAg 阳性，无抗- HBs。初步结果说明血源 IC 对抑制乙肝病毒复制及对 HBeAg 的血清转换有一定效果，但是对清除 HBsAg 却并没有达到如转基因鼠的效果。

五、 IC 的临床研究

我们的初衷并不想自己做成产品，而是转卖给企业。当时已有一家华裔美商愿意以 500 万元美金收购，香槟酒都喝过了。但是当时的上海市市长徐匡迪知道后坚决不同意，说要自己开发成产品，不然外商研发成功后，会以高价卖给我们。就这样我们只好摸着石头过河地走上产品研发及临床研究的长征路。

为了把 IC 从实验室转化为正规生物制品制剂，1999 年起，我们与北京生物制品研究所赵铠院士团队开始了既艰难又有创新性的合作，即用酵母基因工程表达的 HBsAg 与高效价的人源 HBIG 组建 IC。一开始，我们团队就住进了北京生物制品研究所，同赵院士及他的团队朝夕相处，每天都对制备产品的方法进行探讨及实验。因为国内外都没有 IC 制备的规程，更没有对产品质控的检验指标，所以完全依靠北京生物制品研究所团队以往生物制品研发经验、相应的法规与创新性思维，一天天地探索着。有时，因为我只做过科研，没有生产经验，会与他们发生争吵，但是最终都服从于他们的意见。因为他们是生物制品的权威，我也从中学习到了不少。现在回想起来，不得不佩服赵铠院士的经验和远见。他主持的生产规范化，是实现 IC 转化为产品的最值得感谢与骄傲的一环，当然，也感谢北京生物制品研究所的领导及相关部门的支持。2001 年，北京生物制品研究所成功地完成了 3 批试制产品，送中国药品与生物制品检定所检定合格。

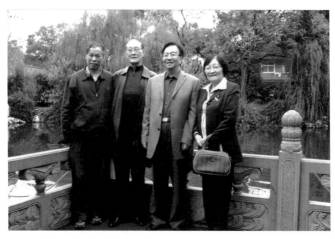

与乙克的合作者赵铠（右二）、徐道振（右三）合影

当时更大的挑战是如何通过药品审评中心的评审进入临床研发阶段。IC 是治疗性疫苗，是新生事物。如果算药物，则没有药物动力学的资料，因为注射后引起的是免疫应答；如果算是疫苗，又与预防性疫苗的效果完全不同。经过多次沟通，最后开了疫苗及药物专家的联组审评会，直到 2002 年才通过了审核，正式发文，可以进行临床研究。这是我们多年奋斗的结果，很值得庆幸。

然后，就是聘请临床首席专家（北京地坛医院徐道振主任）领衔组建医师团队。于 2002 年 9 月开始 I 期健康成人临床试验，22 名健康成人分别接受 30、60、90 μg IC，共免疫 6 次。结果显示 IC 是安全的，受试者均产生了高效价的抗体。60 μg 组受试者血清 IL-2 和 IFN-γ 都有所增高。2004 年，开始由泰格医药作为合同研究组织（CRO），对 36 名慢性乙肝患者进行了 IIa 期临床研究，发现有应答者乙肝病毒 DNA 下降，HBeAg 转阴；但是有应答者出现了血清转氨酶升高，说明在治疗中产生的免疫应答可以出现对肝细胞的损伤。在临床研究中，除了观察对乙肝病毒 DNA 及 HBeAg 的变化，同时，我们还合作研究了有应答患者外周血单个核细胞对 HBsAg 刺激后产生细胞因子的变化。在免疫治疗 24 周，发现应答者中的 IFN-γ、肿瘤坏死因子-α（TNF-α）均有升高，或有 IL‑2、IL‑4 及 IL‑10 的升高，说明 IC 不仅可致溶细胞性的应答，还有非溶细胞性的应答。2005 年 3 月，在全国 12 个肝炎临床研究中心的 252 名慢性乙肝患者中开展了随机对照双盲的Ⅱb 期临床试验。因为是双盲，对照必须是与 IC 外表一致的、已经进入临床应用的制品，所以只能采用了氢氧化铝制剂。252 名乙肝患者，1/2 为治疗组，1/2 为对照组，60 μg 每周 1 次，共注射 6 次，随访 24 周，结果治疗组乙肝病毒 DNA 下降 2 log 者达 41.8%，其中 22.4% 患者病毒载量低于 10^3 拷贝/mL，对照组均高于 10^5 拷贝/mL。治疗组 HBeAg 转换率为 21.8%，与对照组比有统计学差异（$P = 0.03$）。随后于 2007 年在 21 个国家临床研究中心招募了 450 名慢性乙肝患者，开展了Ⅲ期疗效确证临床实验。当时为了提高疗效，临床专家建议将Ⅱb 期 6 针方案改为 12 针方案。但改为 12 针治疗后，可能会引起免疫麻痹，为此出现了争论。最后，折中方案为注射 6 针后，停 2 周，再注射 6 针，随访 24 周。全程从入组到完成疗程至少 20 周。2017 年报道，治疗组的 HBeAg 转换率仅为 14.9%，而氢氧化铝对照组反而为 21.9%。两组在乙肝病毒 DNA 降低及肝功能恢复正常方面没有差别。对于这一现象的机制，我们后来做了一系列动物实验，证明过度免疫后，特异性免疫确实产生了疲劳而免疫应答下降，但是非特异性免疫在多次刺激后免疫可以加强，而出现一定程度的疗效。虽然以后我们在动物及少数患者中重复了注射 6 针的疗效，但是疗效始终出现不到30％的 HBeAg 转换率，未能得到预期提高疗效的效果。即便如此，分析Ⅱb 期及第一个Ⅲ期临床试验中经治疗产生免疫应答的慢性乙肝患者 HBsAg 定量，与对照组相比，具有明显下降的趋势。

2002—2017 年，慢性乙肝的治疗有了很大的变化。由于抗乙肝病毒药物的飞速发展，以及多次下调药物价格，绝大多数慢性乙肝患者都可服用抗乙肝病毒药物，从伦理学的角度也不应坚持采用安慰剂作为对照，以及受试对象不给予抗病毒治疗来开展临床试验，所以进一步仅用 IC 治疗的策略只能停止试验了。

回顾自 1995 年开始用血源 HBsAg 加高效价 HBIG 在 14 名慢性肝炎感染者中用 IC 的探索性治疗，到 2017 年的Ⅲ期临床试验结束，我们走过了 20 多年研发 IC 治疗性疫苗的历程，其间不断地探索了一条前人未曾走过的路，困难重重，但我们都克服了困难一直朝前走。在"863 计划"长期以来的支持与鼓励下，结合临床做了大量的基础性研究以及临床研究。企业的积极、富有创新的投入，临床研究单位多位医师们的不懈努力，有识企业家的资助（临床研究阶段先后曾有悦达起亚、上海开能环保有限公司等企业参与作为申办方，给予了资金投入，促进完成了长期必要的临床研究），以及参与组织临床研究的疫苗学家/统计学家的精心设计、实施与分析等，是 IC 从基础研究，进入临床研发的不可或缺的中坚力量。更要特别感谢的是勇于参加临床研究的患者们。虽然最终我们没有能为慢性肝炎患者们解除疾苦，但是我们确实努力了。其中所积累的经验和教训对今后研发治疗型疫苗起了开山探路的作用。正如美国 Rockefeller 大学 Ravetch 教授在 2016 年邀请我去做 IC 工作专题讲座时所说："我们只是研究了 Fc 的多项功能，但是你们却已开展了对这些功能的实践与评价"。

在认识到单凭免疫治疗不可能功能性治愈慢性乙肝患者，我们开始了新的治疗策略研究。我们仍是基于必须通过调动机体本身的免疫功能来逆转对 HBsAg 的免疫耐受，所以考虑要制造一个适合治疗的时间窗口。我们提出了"三明治"的治疗策略：即先用抗病毒药物抑制乙肝病毒复制；然后用中和性 S 抗体在短期内通过被动免疫将 HBsAg 水平降至很低；制造一个类似没有乙肝病毒或 HBsAg 的短暂窗口期。在这一窗口期用 IC 启动机体的主动免疫（antiviral-passive-active immunization, APA）。这样，可能会启动机体有效的抗乙肝免疫而清除病毒。这一设想初步在小鼠中获得了可喜的结果，希望今后能进入临床研究。

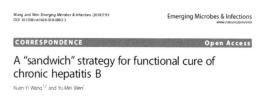

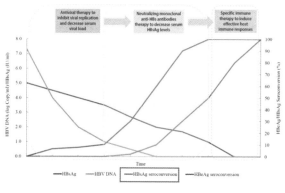

乙肝功能治愈的"三明治"疗法

走上了长征路，我们就不会回头。"雄关漫道真如铁，而今迈步从头越"，为了解除慢性肝炎患者的疾苦，我们将继续努力、永不放弃。

第十六章

坚持走国际交流之路

科研中很重要的一点就是要与国际交流。一方面，科学研究应该服务于全人类，将科研成果发表共享，才有可能为人类服务；另一方面，通过国际交流可以获得全方位的信息与评价，听到各方的意见，从而达到考核科研价值的目的。闭门造车、放弃交流难以获得对真正科研成果的认可。因此，在改革开放后，我们所获得的实验结果都争取在国际杂志上发表，并参加国际会议报告，融入科技前沿。

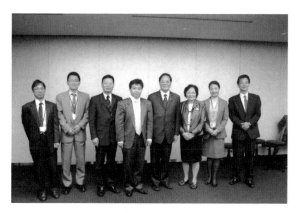

参加复旦大学100周年访日活动

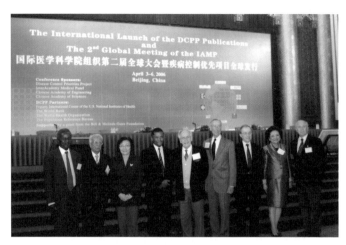

任国际科学院联合委员会委员（左三为著者）

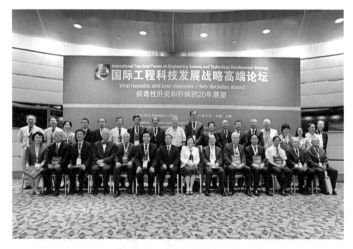

国际工程科学发展战略高峰论坛合影
（前排左八为著者，前排左七为时任中国工程院院长周济，
前排右六为汤钊猷）

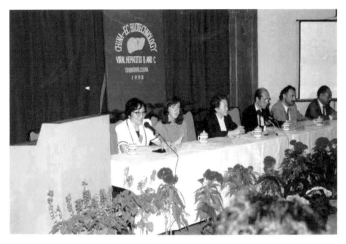

主持欧共体肝炎会议
（左二为欧共体官员，左三为时任上海市副市长谢丽娟）

一、 融入国际病毒性肝炎的领域

1985 年，我们了解到国际上病毒性肝炎领域有个民间学术组织，定期召开小型的病毒性肝炎学术会议，以分子生物学为主，交流尚未发表的新信息。会议规模不大，约 100 人左右。会议内容包括甲、乙、病、丁、戊型肝炎，以基础研究交流为主，也包括一些新的诊断技术及药物研发等。每届组委会会选出 20～30 份材料做口头报告，其他则以墙报形式展出。很有意义的是，出席者无拘束地互相交流，会上提问与解答十分踊跃。大家都遵守君子协定，不可以也不会窃取别人尚未发表的内容，坦诚请教。

记得我参加的一次是 1985 年在冷泉港召开的乙肝病毒分子生物学会议。这也是该组织举办的第一次会议，由 NIH 的 Harold Varmus 和 Fox Chase 肝癌研究中心的 Jesse Summers 组织。以后每年我们都会组织研究人员及研究生去参加会议。开始我们只是听众，了解新的研究成果而已。随着我们对乙肝研究的深入，逐渐地从墙报展示，入选了口头报告。2005 年，研究生王勇翔入选去做报告，我们都很激动，帮助他做好充分准备，用英语做好报告并解答好问题。

在这里，不得不提一笔，自 1979 年起，我们实验室长期以来很重视对研究生的英语训练。对于口语，我们曾组织研究生听取英文广播录音，通过反复播放，加以辅导解释。开始由我自己指导，数月后，研究生童舒平对我说："闻老师你不用来了，我可以代你指导。"我真是十分高兴、感动。童舒平的英语完全是自学成才，他入学英语考试不及格，但自学成了研究生英语考试的第一名！对于写作，我本人与外籍学者的撰写能力仍有不少差距，所以我就从英语文献报告中选出了些范句，译成中文后发给学生，让他们翻译成英文后，再一起与原文对比，从而学习提高英语撰写论文的能力。我们学习英语的动力是为了掌握国际交流的能力，这个能力是走向国际化不可或缺的本领。

1981 年，由美、英、日本学者发起组织，日后扩大为有法、德、澳等国家学者参加，组成了个更大的民间组委会，组织三年一度的病毒性肝炎与肝病的学术大会。第一次会议在旧金山举行，我与实验室的何丽芳参加了会议。会上，美国学者 Purcell 对甲肝、乙肝、非甲非乙肝炎作了综述；澳大利亚学者报告了甲肝病毒培养及复制的特点；法国学者报告了乙肝病毒的基因组结构与复制特点；流行病学家报告了非甲非乙肝炎的传播途径。当时只有一个小分会场是慢性肝炎、肝硬化与肝肿瘤。特别要提出的是作为 faculty participants（学术参会者）的名单中有 2 名中国的流行病学教授，北京的蒋豫图和上海的苏德隆。蒋教授还做了大会发言，题目是"中华人民共和国甲型和乙型病毒性肝炎的流行病学"。自此以后，我及实验室成员每 3 年都会去参加病毒性肝炎与肝病的学术大会，并购买大会的论文集作为学习资料。1999 年，病毒性肝炎与肝病的学术大会组委会正式邀请我担任组委会委员。该组委会是由国际知名的病毒性肝炎专家所组成，仅有十几位委员（2003 年记录有 16 位委员。分别来自尼日利亚、印度、希腊、南非、意大利、日本、澳大利亚、阿根廷、美国、法国、英国、中国及中国台湾）。组委会的任务是协商讨论每三年一次的大会地点（每三年分别在美洲、欧洲、亚-澳洲分别轮流举行)、大会的重点学术内容以及大会邀请报告的人选等。轮到亚-澳洲的会议，分别是 1993 年在日本东京及 2003 年在澳洲悉尼举行。2009 年，讨论 2012 年第十四届在亚洲会议的地点，大家一致同意在中国上海举行。

2012 年第十四届病毒性肝炎与肝病的学术大会的举行，是向世界展示我国在病毒性肝炎领域各方面重大成就的大会。这次会议得到了中国工程院及上海市政府的大力支持，在上海国际会议中心举行。当时，时任全国人大常务委员会副委员长陈至立、上海市市长韩正与中国工程院院长周济均到会，并分别致辞。国际甲、乙、丙、丁、戊型肝炎病毒的发现者全都应邀到会，国内外

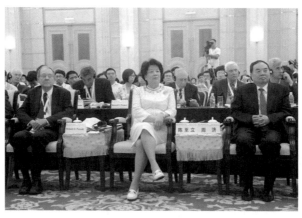

2012 年第十四届病毒性肝炎与肝病学术大会开幕式
（中间为时任全国人大常务委员会副委员长陈至立，
右一为时任中国工程院院长周济）

专家们共 1500 余人齐聚一堂，精彩的学术报告及会外自由的学术交流，受到参会者的一致好评。而且在一个大会上能见到 5 种病毒性肝炎的发现者，实属难得。此外，我们还请到了肝癌领域的领军人物汤钊猷和 Omata。会上组织一次高端论谈，讨论了 20 年后的病毒性肝炎与肝病，具有很强的前瞻性。参会者们都认为这是一次非常成功而又难忘的大会。会议由我任主席，袁正宏任秘书长，许多国际、国内企业都给予了经费支持，各单位派出的志愿者细心照料，会议安排得井井有条。我在大会上做了中国病毒性肝炎研究的发展与成就，收集了全国大量的基础与临床、流行病学的成果，其中尤为全球瞩目的是，我国通过新生儿注射乙肝预防性疫苗，2009 年，全国 HBsAg 阳性率已由 20 世纪 80 年代的约 10%降至 5.8%，5 岁以下儿童已降低为 1.2%。这次会议也得到了上海各医科高校及附属医院的全力支持。除了积极为会议提供了大批志愿者服务外，为了展现上海医务人员的艺术风采，大会的文艺演出全部由上海各医科高校及附属医院员工与学生担任。主持人由中医药大学的教师及华山医院的学生担任，他们的英语及主持堪称一流。瑞金医院的男声小合唱获得阵阵喝彩，复旦大学学生的飞天舞蹈非常迷人，最后由数十位白衣天使手执蜡烛合唱医者之歌结束演出。晚会后国际来宾和国内参会者都夸奖说，这次演出是专业艺术水平极高的一次享受。

2012 年大会后，我辞去了大会组委会委员，袁正宏入选委员并继续承担融入国际病毒性肝炎领域的重任。

二、 建立实验室的国际学术委员会

在 2003 年 10 月，由于微生物基因组学的快速发展，以及新发传染病 SARS（非典）的出现，在原有医学分子病毒学实验室的基础上，我们扩大了研究的范围，引进了一批专家参与，组建了复旦大学医学微生物学研究所。当时提出了 6 个不同的研究方向，分别为持续性病毒感染（乙肝及艾滋病）、细菌基因组学（结核分枝杆菌、表皮葡萄球菌与生物膜）、细胞微生物学（沙门菌、丙肝病毒）、新发与再发微生物与疾病（SARS）及微生物糖生物学及院内感染（耐药、条件致病菌）。当时这些方向既是基于当时的需求，也是为引进的姜世勃团队、高谦团队和加入建设的顾健新、胡必杰团队和美国华裔学者周道国所设立的。当时我们雄心勃勃，希望在此研究所的基础上向国家重点实验室迈进。虽然所选的方向确实是医学微生物学的重要发展方向，但是由于缺少资源和有效的人力、物力的支持，失去了当年建设了 5 个国家实验室的良机。由于没有争取进入国家重点实验室，研究面铺得太广，参与人员及单位各自另有打算，最终没能实现计划，所以，最后只能缩小范围并凝练为微生物持续性感染及应对突发传染病两大方向。

但是通过建立这个研究所，我们也获得了另一个机遇，那就是我们走上了组建国际学术委员会的一条新的发展道路。2004年，医学微生物学研究所聘请并建立了第一届国际学术委员会，这在当时，在国内还是有所创新的一项举措。第一届国际学术委员会的主任委员是美籍华裔著名艾滋病专家学者何大一教授，成员包括美国细菌学专家 Gary Scholnick、Molin，澳大利亚乙肝病毒学专家 Chris Burrell，德国突发传染病病毒专家 Hans Klenk 及香港大学微生物与传染病专家袁国勇，任期 3 年。我作为研究所所长于 2004 年向国际学术委员会汇报了 5 年计划，然后，6 个方向的负责人一一做了详细阐述。记得当时他们就提出异议，认为方向虽好，但是没有机制和资源予以支持，很难实现。对于新加入的外单位，他们也有忧虑，认为体制机制没有保障，他们不会继续加入这个研究所。可见，国际专家委员会具有很强的理性判断，不怕唱反调，是真正站在国际高度为实验室的发展提出指导性意见。3 年后，国际学术委员会换届，由 Klenk 接任主任，姜世勃教授担任所长。直至 2019 年，研究所每 1～2 年召开一次学术委员会。每次会议都是由所长做全面汇报，然后每位 PI 单独或联合汇报，国际学术委员会单独打分，并个别谈话，指出问题，非常有针对性。例如，2009 年会上，学术委员会（包括有后来获得诺贝尔奖的 Charlie M. Rice、Holger Rohde、Shuping Tong、Guoyong Yuen）提出，很少有单位研发治疗性疫苗，是可以探索的方面，又提出持续性感染有特色应坚持。他们对每一位 PI 的指导都很具体。例如，对袁正宏组提出了"G3BP1 在丙肝病毒复制的工作有新颖性应尽快发表。CIAP2 抑制乙肝病毒复制，不应只是用质粒表达的聚合酶，而应用全长基因组"等非常具体的指导。这些评语都有记录在案，非常珍贵。

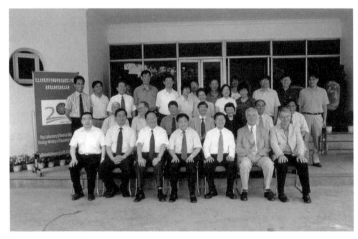

国际学术委员会合影

自 2013 年开始，国际学术委员会的活动改成向实验室及公众做大报告了。这一做法失去了原来有针对性地个别指导实验室成员的意义。因为大报告随时随处都有，但是缺少了对个人的指导性。我认为个体化指导是更有价值的教育与培养。与国际学术委员会沟通与汇报是一种除了实验室内师生间的个体化教育，更是国际化的教育、指导。希望这种学习的机会要保持原来的初衷。

三、 按国际标准建立生物安全 3 级实验室

2003 年，非典流行时，由于上海没有生物安全 3 级实验室（BSL‐3 实验室，P3 实验室），我应钟南山之邀去了广州开展了科研工作。回到上海我就积极推进建设上海的 P3 实验室，要求是达到国际水平。在当时校党委秦绍德书记、王生洪校长的支持下，常务副校长杨玉良负责具体指导与执行。当时在科技处包志宏处长的带领下，医学分子病毒室的瞿涤及基建人员对欧盟及美国的 P3 实验室做了对比研究，最后经过实地考察，选定以 NIH 的 P3 实验室为模板，根据上海建设的需要，由国家发改委批准了 500 万元的经费，以及学校等自筹资金前后约 2 000 万元的基建经费得以建成。实验室的建设是由一家新加坡公司负责施工

的，除了建材必须符合标准外，我记得最清楚的是这个实验室要以抗8级地震的标准来建设。2008年9月，P3实验室通过国家认可委员会的生物实验室评审，获得"实验室认可证书"。2008年12月，通过卫生部现场评估与论证，获《高致病性病原微生物实验室资格证书》。14年来，实验室一直保持高效运转，每次评估均获得好评。该实验室不仅为开展耐药结核分枝杆菌、高致病性流感病毒等研究服务，还向全国开放，是全国开展高致病性病原体科研工作的支撑。仅2020—2021年就为国内43个单位申请国家攻关及自然科学基金重点项目等提供了P3实验室资质证明；还为校外单位应用P3实验室培训研究人员开展研究禽流感、布氏杆菌等高致病性病原体工作，保证了国内高致病性病原体的科研。根据国家需求，P3实验室还派出人员到其他省、市开课，讲解生物安全及相关实验室的规章及制度，在没有疫情的情况下，做好预警及应急储备。

在抗击新冠肺炎的实践中，我们在获得临床患者标本的3天内就分离出了病毒株。此外，我们实验室在研究不同新型冠状病毒的变异株、抗病毒药物筛选、考核广谱单抗保护力以及环境中病毒存在的时间及消杀病毒方面均作出了有价值的贡献。此外，一批人才也从病毒实验室不断涌出。

四、 组建基于中国的国际学术期刊

2010 年金秋，一个周末的下午，几个朋友（美籍华裔疫苗与免疫学家卢山、传染病学家张文宏和章晓冬）与我在我家附近的一个咖啡馆小聚聊天。我多年来一直主持一本中文的微生物杂志《微生物与感染》，虽然受到国内同行的重视，但是随着中国医学及生物科学的高速发展，我认为是时候创办一本中国科学家自己主持的，具有国际水准的微生物及感染病领域的英文杂志。卢山教授之前几年一直在帮我开展中文杂志的学术工作，这时他正好在上海。经过仔细的讨论，大家都认可我关于启动筹建一本新英文杂志的设想，重点应放在新发传染病上。创办的动因主要有几个方面。首先，中国等发展中国家，是很多新发传染病的起源地，如果这些地区科研上的新发现能够早一点公之于众，引起国际学术界的重视，促进进一步的研究，为疾病防控提供依据，将对全世界公共卫生和健康事业带来益处。其次，新的杂志将集合微生物学和感染医学两个专业的内容，有跨界研究的优势。如果单由科研院所或者高校主办期刊，两个专业很难合二为一。还有一个很重要的原因是我希望这本期刊，能够给包括中国科研工作者在内的发展中国家科研人员更大的舞台，让他们有机会向国际学术界展示自己的科研成果。有一些科研人员向我诉苦，某些国外杂志，对来自发展中国家的论文比较"苛刻"，等候很长时间才能刊发。国际学术界这种有失公允的现象是客观存在的。我们的期刊，希望给这些科研人员更多的机会。事后，我们又与汤一苇（美籍华裔微生物学家）及袁正宏（医学病毒学家）进一步探讨了这一设想。我们一群志同道合的人走到了一起，怀着这样的初衷，《新发的微生物与感染》（*Emerging Microbes & Infections*，EMI）就这样孕育诞生了。

首先，我们讨论了如何定位这本杂志及如何将这一设想付诸实施的框架。对于这本杂志的定位是一本基于中国并覆盖全球的英文期刊，应是面向全球科技工作者，无论文章是来自于发达国家，或是发展中国家，根据学术水平应一视同仁，择优发表。同时，为了帮助存在语言及文字有缺陷的问题者，可以提供文字加工的支持，要让科学内容及时被全球学者共享。鉴于中国及其他发展中国家是较多新发与再发传染病的起源地，我们就将此期刊定名为《新发的微生物与感染》（*Emerging Microbes & Infections*，EMI），杂志内容可覆盖病原微生物及感染的病原学、免疫学、流行病学、疫苗学、临床与实验医学及抗微生物制剂及耐药性等。

在征求了大家的同意后，接下来就开始了一系列的筹备工作。首先是要有出版文号，我立即想到要请教章晓冬。章晓冬是上医毕业生，分配到华山医院任内科医生，改革开放后下海经营医药企业，非常成功，后来企业被英国一家公司收购。所以他当时有一定的时间，并且有经营的经验。章晓冬非常支持我们办期刊的想法，他认为，既然我们要办的是国际性质的杂志，那就不必申请当时已经是非常难以获得的国内文号，而是通过他的努力，EMI 在法国注册成功，获得文号。从 2011 年开始至今，章晓冬作为我们经济的把关者，不拿一分报酬，为 EMI 的成功做出了卓越的贡献。2012 年，经过卢山、汤一苇、张文宏、袁正宏、章晓冬和我作为发起人的共同努力，组建了庞大的编委会，当时由德国病毒学家 Hans-Dieter Klenk 和我担任共同主编，卢山任副主编。由于要一炮打响，我们选择了加盟自然杂志出版社（Nature Publishing Group）作为该出版社名下的一本杂志。这样我们就得付出一大笔加盟费，我们都不是有钱的企业家，不可能出资支持加盟，我就找到了叶小平（泰格医药的董事长）。他在支持我开展治疗性疫苗研究中曾给予了极大的支持。我对他解释了我们办 EMI 的初衷，希望他能 3 年每年资助 80 万元人民币让我们能出版 EMI。我对他说："如果 3 年后 EMI 办不成功，你就别再资助了，我也认输了。"他当时立即答应用慈善款项捐助

EMI，但是他要求保持匿名，不为他个人或的公司做任何宣传。最终他共捐助了 EMI 约 330 万元。直到今日我才将他为 EMI 出版的善举公之于众。

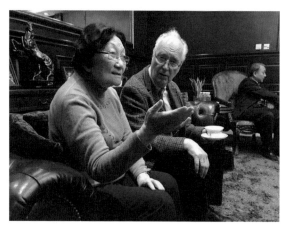

与德国病毒学家 Hans Klenk 交谈

2012 年 7 月，EMI 的电子版正式上线出版，封面是 Klenk 提供的 SARS 病毒的模式图，而封面的底色则是选用了我最喜欢的蓝色。经过了 10 年的艰苦努力，至今 EMI 已由原来附属于 NPG，转而于 2019 年加盟 Taylor & Francis 出版社，成为了该出版社生命科学与医学的旗舰杂志。这样，我们不仅不再需要支付出版社的费用，反而略有盈余，从而可以每年评出优秀论文奖并给予奖金。在 EMI 从默默无闻的杂志走到今天国际有名的杂志之一，离不开编委会，特别是卢山（近来，已担任共同主编）。他在完成麻省医院工作之余，长期无私、不取报酬地投入EMI的工作，实属难得。他为杂志各方组稿、参加更改出版社的决策及具体操作，并设计一些创新性的专题组合等，为EMI的成长做出了不可磨灭的贡献。此外，汤一苇在工作之余长期担任初筛论文一职，也是EMI的重要功臣。各位编委的组稿、审稿及建议和积极参与构成了综合力量，使EMI茁壮成长。

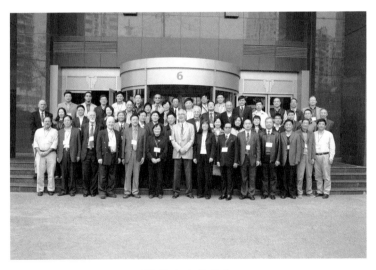

EMI 杂志编委会

从2012年我们努力争取稿源只有45篇投稿，至2021年投稿数已达1602篇。投稿的国家，除中国及中国香港及中国台湾地区外，覆盖美、英、法、德、加拿大、澳大利亚、以色列、日本及韩国等，还包括波兰、印度、巴基斯坦、尼泊尔、南非、巴西、智利及塞内加尔等约 40 个国家和地区。从 2014 年第一次由 SCI 计算的 EMI 影响因子（impact factor, IF）2.258，到 2022 年公布的 IF，已达 19.568。我深感对 EMI 最重要的并不是影响因子，而是它能围绕全球新发或少见的微生物与感染提供学术资料，尽快、尽全面地向全球科技界提供新的、有价值的学术论文。此外，EMI 还设有专栏，对一些重要领域给予系统的持续关注。如对冠状病毒的演变，在 COVID - 19 流行前就设立了冠状病毒专栏。此外，还对乙型肝炎、结核病、耐药菌及流行、流感病毒等也设立了专栏。

在 2018 年召开的编委会上，我回顾并总结创办 EMI 的理念为：关爱（全球人民）、友谊（全球科技界）、奉献（为抗击新发再发传染病）。

总之，科研国际化的收获是双向的，既帮助了我们在长期的实践中得到了发展与提高，我们也向国际学术界做出了应有的贡献，并取得了认可。

希望国际化的理念能延续持久，并被各方所认识与理解。这既是有利于中国科学技术的发展，也是推进世界科技共同发展的必由之路。

第十七章

路漫漫兮，
自有后来人

自从 1963 年 Blumberg 发现 HBsAg 以来，至今已近 60 年了。从 20 世纪 80 年代初至今，回顾中国预防乙肝的成就，真可谓是惊人又震撼。1986 年，血源预防乙肝疫苗批准上市（以后转为用酵母表达的乙肝基因工程疫苗）；1992 年，乙肝预防性疫苗被我国纳入计划免疫计划；2002 年，乙肝预防性疫苗全部免费由国家提供；2014 年，我国公布 1～12 岁人群 HBsAg 携带率从 1992 年的 10.5% 下降为 0.65%，13～22 岁人群从 10.38% 降至 2.54%，23～29 岁人群从 9.39% 降为 5.22%。虽然近期尚没有全国流行病学调查的数据，但是小量的样本调查显示，我国全民的 HBsAg 携带率大约在 5%。这一重大成就，离不开我国积极推行新生婴儿接种乙肝疫苗（HBeAg 阳性的母亲分娩的婴儿加用 HBIG）0、1、6 个月（或 0、1、3）的免疫程序、广大医卫人员的随访与努力，以及我国民众的积极参与，终于将我国从乙肝流行大国降为乙肝中等流行国家的行列。此外，我国逐步推行的对血源传播疾病的筛查及从正规消毒注射器到使用一次性注射器等，都是我国做出的预防肝炎等传染病的重大决策，成果斐然。

同时，在国际上，诸多学者开展了对乙肝的基础与临床研究，我国学者对乙肝病毒的基础、临床研究也在国际上受到了高度认可与重视。其中较为突出的是，李文辉发现了乙肝病毒前-S1区的受体（NTCP）。由于前-S1区部分是病毒入侵敏感细胞受体的配体。这一发现可以利用表达NTCP的细胞建立体外感染及复制乙肝病毒的系统，帮助设计阻断乙肝病毒入侵的药物等。虽然随后发现乙肝病毒入侵细胞可能有多个受体，而且至今还没有新的相关药物出现，但这一突破还是有其理论及应用价值。乙肝病毒持续存在的重要机制之一是病毒基因组可以共价闭环形DNA（cccDNA）存在于感染细胞中。袁正宏团队长期以来集中研究了乙肝病毒的cccDNA，他们通过对体外细胞、人肝组织细胞及小鼠模型中cccDNA进行显微镜下的观察，对cccDNA表观遗传水平的调控及对不同临床治疗药物对cccDNA的作用等方面开展了创新性的研究，为今后请除cccDNA的策略打下了一定的基础。我国台湾地区学者陈培哲首创用高压枪注射将带有乙肝病毒DNA的质粒注射入小鼠尾的静脉技术，建立持续表达HBsAg的动物模型，推动了乙肝的基础研究。此外，我国科学家研发的高度敏感

HBsAg 实验诊断技术，在筛选感染者、阻断血源传播乙肝病毒做出了重要贡献；乙肝病毒核酸相对定量（HBsAg DNA）技术，对判断感染者的病情及治疗方案的效果非常有用。临床研究方面，我国基本上与国际同步，结合国情，在药物治疗及免疫治疗方面均有一定的建树。值得提出的是，广州侯金林及重庆任红教授曾分别开展了较大规模长期随访慢性乙肝患者转归的研究，取得了我国特有的、前瞻性的研究结果。此外，我国已建立了国家级多中心临床评估抗乙肝药物等治疗效果的客观考核标准，为药物验证及其他临床研究提供了优质的基地。

WHO 在 2016 年曾提出，到 2020 年，5 岁以下小儿的乙肝感染率应降至 1%；到 2030 年，应消灭病毒性肝炎。2022 年 6 月，WHO 重申了这一目标。控制乙肝是个全球性的大问题。面对大量欠发达国家和地区的人民，如何开发更简便、有效的预防性疫苗及免疫程序，使他们也能够尽快地降低乙肝的感染率，脱离慢性乙肝病毒感染的困扰，需要各国专家及人民的共同合作、参与实施。由于幼龄感染乙肝可发展为持续性感染，如何有效地阻断母婴传播是不可忽视的重点研究领域。

根据 2020 年国外报道，全球约有 2.5 亿乙肝病毒感染者，每年死于乙肝疾病患者约 100 万。据估计，我国至今仍约有 3 000

万乙肝病毒感染者，其中约1500万名患者需要治疗。由于慢性乙肝患者如何发展为肝硬化和肝癌的机制还未被完全解析，今后将会通过对病毒变异、机体的免疫变化、代谢的改变及环境因素的参与等综合、全方位层面的研究来解析。技术方面将通过发展数字化技术，应用大数据对患者进行长期跟踪与分析，优化对患者病理学变化的随访等，进行动态研究与随访。由此，不仅将会揭示乙肝患者发展为肝硬化和肝癌的相关机制，还可研发出有效的防治手段，阻断慢性乙肝的恶性演变。对于现有的慢性乙肝患者治疗的根本问题是，如何彻底清除患者体内的病毒，并产生有保护作用的抗体及细胞免疫。解决这一问题的核心是如何清除患者体内的 cccDNA。至今，国外已有从不同角度清除乙肝病毒cccDNA 的策略及实验研究的初步结果。但是，我国学者对于这一领域的基础研究与国外还有较大的差距。我国在用疫苗预防乙肝已经取得了重大成就，对于清除 cccDNA 也应不甘落后。希望我国病毒学者与分子生物学、免疫学、细胞生物学、药物学、合成生物学及材料学等学科专家开展综合性合作，以只争朝夕的精神、开拓创新性的思路与技术，在 WHO 提出的目标 2030 年前，做出重要、有分量的贡献。

虽然人与病毒的共生与相克是永恒的，但是由于人乙肝病毒只感染人类，并无动物宿主，而乙肝预防性疫苗又较为有效，全球消灭乙肝应是可望而又可及的目标。

路漫漫兮！全人类清除乙肝，需要有一批勇于探索、有创新意识、不畏艰难、持之以恒、多能化的后来人。在此，我相信他们必然会超过我们，预祝他们为全球消灭乙肝创造奇迹。

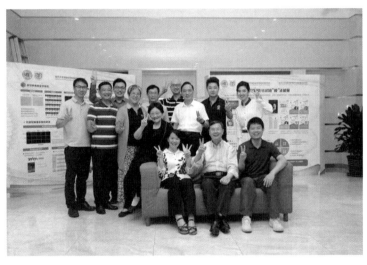

团结一致共奋斗

图书在版编目(CIP)数据

我的乙肝情结/闻玉梅著.—上海:复旦大学出版社,2022.12
ISBN 978-7-309-16434-3

Ⅰ.①我… Ⅱ.①闻… Ⅲ.①乙型肝炎-防治 Ⅳ.①R512.6

中国版本图书馆 CIP 数据核字(2022)第 186922 号

我的乙肝情结
闻玉梅 著
责任编辑/王 瀛

复旦大学出版社有限公司出版发行
上海市国权路 579 号 邮编:200433
网址:fupnet@fudanpress.com http://www.fudanpress.com
门市零售:86-21-65102580 团体订购:86-21-65104505
出版部电话:86-21-65642845
上海丽佳制版印刷有限公司

开本 890×1240 1/32 印张 6.25 字数 106 千
2022 年 12 月第 1 版
2022 年 12 月第 1 版第 1 次印刷

ISBN 978-7-309-16434-3/R·1975
定价:88.00 元